薬物依存臨床の焦点

松本俊彦

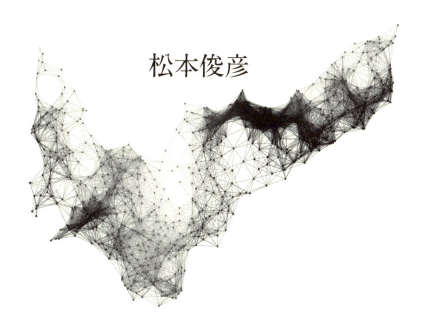

金剛出版

目　　次

第1章　専門家のいらない薬物依存治療……………………………………… 7
　　　　　──ワークブックを用いた治療プログラム「SMARPP」──
第2章　覚せい剤乱用受刑者に対する自習ワークブックとグループワークを
　　　　用いた薬物再乱用防止プログラムの介入効果……………………… 19
第3章　アルコール・薬物依存症と摂食障害との併存例をめぐって……… 29
第4章　薬物依存と発達障害……………………………………………………… 41
　　　　　──薬物依存臨床における注意欠如・多動性障害傾向をもつ成人の特徴──
第5章　物質使用障害患者における自殺の危険因子とその性差…………… 57
　　　　　──年齢，乱用物質の種類，およびうつ病との関連──
第6章　物質使用障害の診断をめぐって……………………………………… 69
　　　　　──なぜDSM-5では「乱用」「依存」は消えてしまったのか？──
第7章　危険ドラッグ乱用患者の臨床的特徴………………………………… 77
　　　　　──全国の精神科医療機関における実態調査から──
第8章　精神科救急における向精神薬関連障害……………………………… 85
　　　　　──危機介入と予防を中心に──
第9章　「幻のドラッグ」──フェンサイクリジン（phencyclidine）関連障害の
　　　　文献的検討…………………………………………………………………… 93
第10章　薬物依存症臨床における倫理………………………………………… 107
　　　　　──医療スタッフ向け法的行動指針──
第11章　妊娠中における精神作用物質の使用………………………………… 121
第12章　物質使用障害とアディクションの精神病理学……………………… 131
　　　　　──「自己治療仮説」の観点から──
第13章　物質依存症当事者の求助行動促進…………………………………… 141
第14章　トラウマという視点から見えてくるもの…………………………… 151
第15章　「ダメ，ゼッタイ。」ではダメ………………………………………… 165
　　　　　──平成21年度内閣府インターネット調査から見えてきた，薬物乱用防止教育
　　　　　のあり方──

あとがき……………………………………………………………………………… 177
初出一覧……………………………………………………………………………… 180

薬物依存臨床の焦点

第1章

専門家のいらない薬物依存治療
——ワークブックを用いた治療プログラム「SMARPP」——

はじめに

　わが国は薬物依存症からの回復のための医療的資源が深刻に不足している。薬物依存症専門病院はごく少なく，薬物依存症専門医の数も限られている。何よりも，多くの精神科医療機関は薬物依存患者に対して忌避的である。なるほど，わが国には，自助グループやダルクなどの民間リハビリ施設といった当事者による支援資源が存在し，薬物依存症を抱える者の回復を支えてきた。しかし，一方の精神科医療の側はといえば，ともすれば当事者の支援資源に無責任な丸投げをするという事態もまれならず見られた。

　こうした状況のなかで，2013年6月に国会で「刑の一部執行猶予制度」を盛り込んだ改正刑法が成立し，すでに2016年6月には多数の薬物関連事犯者が地域内で処遇される制度がはじまっている。また近年では，危険ドラッグのような「取り締まれない薬物」の乱用が拡大し，精神科医療機関でもその乱用患者への対応が求められている。いまや薬物依存症に対する地域における支援資源の拡充は喫緊の課題といえるであろう。

　現在，われわれが開発した薬物再乱用防止プログラム SMARPP（Serigaya Methamphetamine Relapse Prevention Program）は，将来の地域における薬物依存支援資源のひとつとして重要な役割を担うことが期待されている。本章では，この SMARPP の理念と内容，ならびにその効果について概説したい。

I Serigaya Methamphetamine Relapse Prevention Program (SMARPP)

1．マトリックスモデル（Matrix model）

　SMARPPの開発にあたってわれわれが参考にしたのは，米国西海岸を中心に広く実施されている依存症治療プログラム，マトリックスモデル[5]であった。マトリックスモデルとは，ロサンゼルスにあるMatrix Instituteが開発した，覚せい剤などの中枢刺激薬依存を中心的な標的とする統合的外来治療プログラムであり，西海岸では多くのドラッグコートが，これを係属中の外来治療プログラムとして指定している。

　われわれがマトリックスモデルを参考にしたのには，二つの理由があった。一つは，それが，認知行動療法的志向性をもつワークブックを用い，マニュアルに準拠した治療モデルという点である。これならば，薬物依存症の臨床経験をもつ者がきわめて少ないというわが国の現状のなかでも導入できる可能性が高いと考えた。もう一つは，マトリックスモデルが精神刺激薬依存を念頭に置いた外来治療法という点である。わが国の薬物依存臨床において最も重要な課題となっており，かつ，その数も多いのは，精神刺激薬である覚せい剤だからである。

2．SMARPPの構造

　われわれが開発したSMARPPは，プログラム実施期間は原則として週1回全24回（開発当初は21回，あるいは16回であった）と介入頻度はマトリックスモデルよりも少ないものの（介入日数の不足は従来の自助グループのミーティングや個別面接を組み合わせて補うこともある），他のコンポーネントは原則としてマトリックスモデルと同じ構造を採用している。具体的には，週1回のグループセッションと尿検査の実施を基本とし，動機付け面接の原則に沿った支持的な介入を大切にするように心がけている。

第 1 回　なぜアルコールや薬物をやめなくてはいけないの？
第 2 回　引き金と欲求
第 3 回　薬物・アルコールのある生活からの回復段階
　　　　　——最初の 1 年間
第 4 回　あなたのまわりにある引き金について
第 5 回　あなたのなかにある引き金について
第 6 回　薬物・アルコールを使わない生活を送るための注意事項
第 7 回　依存症ってどんな病気？
第 8 回　これからの生活のスケジュールを立ててみよう
第 9 回　覚せい剤の身体・脳への影響
第10回　精神障害と薬物・アルコール乱用
第11回　合法ドラッグとしてのアルコール
第12回　マリファナはタバコより安全？
第13回　薬物・アルコールに問題を抱えた人の予後
第14回　回復のために
　　　　　——信頼，正直さ，仲間
第15回　アルコールをやめるための三本柱
　　　　　——抗酒剤について
第16回　危険ドラッグと睡眠薬・抗不安薬
第17回　アルコールによる身体の障害
第18回　再発を防ぐには
第19回　再発の正当化
第20回　アルコールによる脳・神経の障害
第21回　性の問題と休日の過ごし方
第22回　あなたを傷つける人間関係
第23回　「強くなるより賢くなれ」
第24回　あなたの再発・再使用のサイクルは？

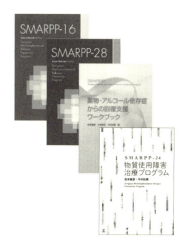

図1　SMARPP-24ワークブックの目次，ならびに，SMARPP-16，SMARPP-28，市販版ワークブックの表紙

3．SMARPPワークブック

　われわれは，プログラムの中心をなす認知行動療法のワークブック開発にあたって，マトリックスモデルで用いられているものを参考にした。われわれは，SMARPP開始にさかのぼること1年前の2005年より国立精神・神経医療研究センター病院医療観察法病棟の物質使用障害治療プログラム[1]において，パブリックドメインになっているマトリックスモデルのワークブックを日本語訳して使用していた。しかしこの翻訳版のワークブックは，米国との文化的事情の違いのせいか，使っていて違和感を覚える箇所が目立ち，ま

た，アルコール・薬物の使用がもたらす医学的弊害や，依存症に関する心理教育的なセッションが少ない点が不満であった。

そこで，われわれはそのワークブックを大胆に改訂することにした。もちろん，ワークブックの中核部分は，マトリックスモデルと同様，薬物渇望のメカニズムや回復のプロセス，さまざまなトリガーの同定と対処スキルの修得，再発を正当化する思考パターン，アルコールや性行動との関連といった，認知行動療法的なトピックを据えたが，これらに加え，やせ願望や食行動異常と薬物渇望との関係，C型肝炎やHIVといった感染症に関する情報，アルコール・薬物による脳や身体の弊害に関する情報を追加した。

また，文章全体の記述量も多くした。通常のワークブックであれば，むしろ文章を削る方向に尽力するところであるが，われわれとしては，依存症臨床経験の乏しい援助者が，患者と一緒にワークブックを読み合わせるだけでも，それなりにグループセッションのファシリテーターができるように，ワークブックの記述自体にファシリテーターの台本としての機能をもたせたいと考えたのである。その結果，ワークブックは，患者に伝えたい情報が盛り込まれたリーディング・テキストのようなかたちとなり，自習教材として活用することもできるものとなった。

ワークブックは，16セッション版（SMARPP-16）と28セッション版（SMARPP-28）の2種類が用意されており（図1参照），実施施設の性質や患者の特徴によってプログラム実施期間の長短が選択できるようになっている。なお，最初に市販されたワークブックは，このうちの28セッション版をベースとしたものである[3]。その後，危険ドラッグや睡眠薬・抗不安薬の乱用・依存のセッションを加え，HIVに関する記述を強化した，SMARPP-24を開発し，2015年以降はこちらを採用するとともに，SMARPP-24の市販版ワークブックも刊行している[5]。

4．SMARPP実施にあたっての工夫

SMARPPの実施にあたってわれわれが特に心がけたのは次の三点である。

第一に，報酬を与えることである。われわれは，望ましくない行動に罰を与えるのではなく，望ましい行動に報酬を与えることに多くの努力を払うよ

うにした。報酬の最も基本的な構成要素は，つねに患者の来院を歓迎することにある。そのために，毎回プログラムに参加するだけで，患者にはコーヒーと菓子が用意され，お茶会さながらの雰囲気のなかでセッションを進めるように心がけている。また，1週間をふりかえり，薬物を使わなかった日については，各人のカレンダーシートにシールを貼ってもらい，プログラムが1クール終了すると，賞状を渡すようにした。さらに，毎回実施される尿検査で陰性の結果が出た場合には，そのことがわかるスタンプを押す。こうした対応を通じてわれわれは，患者に対して，「薬物を使わないことよりも治療の場から離れないことが大事」「何が起ころうとも，一番大切なのはプログラムに戻ってくること」を伝えるようにしている。

　第二に，セッションの場を患者にとって安全な場にすることである。この「安全」という言葉には二つの意味がある。一つは，セッションに参加することでかえって薬物を使いたくなったり，薬物を入手する機会となってしまっては問題である。そこで，プログラム参加時には「薬物の持ち込みや譲渡，売買はしない」ことを約束してもらっている。これには，毎回行う尿検査が一定の抑止力になっている面もあろう。また，「再使用について正直にいうことは，薬物を使わないことと同じくらいよいことだが，使うときの詳細な状況については話さないように」というルールも作った。というのも，注射器を皮膚に刺す場面や薬物摂取した際の感覚を詳細に語ることは，他の参加者の渇望を刺激する可能性があるからである。

　もう一つの「安全」の意味は，秘密保持である。再使用を正直に話した結果，逮捕されたり，家族との関係が悪くなったりするといったことがないように，われわれは尿検査の結果を決して司法的な対応に使わないことを宣言している。尿検査自体は保険診療で行っているわけではないので，公式な診療録にも記載していない。というのも，彼らが何らかの犯罪行為で逮捕され，検察庁や裁判所から診療録のコピー提出を求められた際に，「覚せい剤尿反応（＋）」などといった記載が彼らにとって不利な証拠になる可能性も否定できない。そこでわれわれは，尿検査の結果はあくまでも治療的に用い，司法的な対応のために用いないだけでなく，患者の家族にも伝えていない。

　当然ながら実際に参加者が尿検査で覚せい剤反応が陽性となったこともあ

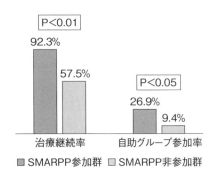

図2 国立精神・神経医療研究センター病院薬物依存症専門外来通院患者の初診後3カ月時点における治療継続率と自助グループ参加率の比較：SMARPP参加群・非参加群の比較（文献4をもとに作成）

るが，そのときには「陽性が出るとわかっていながらプログラムに来た」ということを評価したうえで，再乱用防止のための方策を一緒に検討することとしている。われわれは，依存症からの回復には世界で少なくとも1カ所は正直に「やりたい」「やってしまった」といえる場所が必要であり，プログラムはそのような場所として機能すべきと考えている。

最後に心がけている点は，プログラム無断欠席者に対する積極的なコンタクトである。これまで依存症臨床は，「去る者は追わず」というスタンスが原則であったが，われわれは「去ろうとする者を追いかける」ようにしている。具体的には，セッションの無断キャンセルがあった場合には，あらかじめ本人から同意を得たうえで，彼らの携帯電話に連絡をしたり，メールを送ったりするようにしている。

5．SMARPPによる介入効果

以上のようなコンセプトから開発されたSMARPPであるが，開発直後，初回に試行した際の介入結果は，われわれを驚かせた。というのも，従来のせりがや病院の外来治療法では，外来に初診した覚せい剤依存症患者のうち，3カ月後にも治療を継続している者の割合はわずかに3～4割であったのに

対し，SMARPPに導入された群は，初診半年後の治療継続率が9割超という高い数値を示したからである[2]。さらに2010年から3年間にわたって，われわれのプログラムは厚生労働科学研究障害者対策総合研究事業による研究助成（「薬物依存症に対する認知行動療法プログラムの開発と効果に関する研究」研究班：研究代表者　松本俊彦）を受け，効果検証と各地への本格的な普及を行った。その結果，SMARPPをはじめとする，ワークブックを用いた外来集団プログラムは，治療の継続性を高めるだけでなく，自助グループのような他の支援資源の利用率を高めることが明らかにされた（図2）[4]。

海外の多くの研究が，薬物依存に有効な治療とは，ある特定の治療技法ではなく，いかなる治療技法でもよいからとにかく長く続けることであることを明らかにしている[6]。このことは，地域プログラムに求められる重要な要素とは何よりもまず治療脱落率の低さであることを意味している。その意味では，SMARPPは十分に効果的な治療方法であるといえるであろう。

Ⅱ　SMARPPプロジェクトの展開

1．SMARPPの普及状況

SMARPPの開始から1年後，筆者が10年あまり依存症家族教室嘱託医を務めてきた東京都多摩総合精神保健福祉センターでも，SMARPPをサイズダウンした薬物再乱用防止プログラムTAMARPP（Tama Relapse Prevention Program）がスタートした。さらにその翌年以降，埼玉県立精神医療センター（LIFE），肥前精神医療センター（SHARPP），東京都中部総合精神保健福祉センター（OPEN）でも同様のプログラムが始まった。

こうしたプロジェクトのなかには，保健医療機関を実施主体としつつも，地域のダルクスタッフと連携して運営されているものも少なくない（例：栃木県薬務課・栃木ダルク「T-DARPP」，浜松市精神保健福祉センター・駿河ダルク「HAMARPP」，熊本県精神保健福祉センター・熊本ダルク「KUMARPP」など）。このような共同運営にはさまざまなメリットがある。何よりもまず，こうしたプログラムだけでは安定した断薬生活を獲得できない者をダルクにつなげることが比較的容易になる。

表1　SMARPPなどの「薬物依存症に対する認知行動療法プログラム」の国内実施状況
(2016年7月1日現在：太字は，現在，外来プログラムとして公式に薬物依存症治療プログラムを提供している施設)

地区	都道府県名	医療機関	保健・行政機関
北海道・東北	北海道	北仁会旭山病院	北海道渡島保健所
		北海道立緑ヶ丘病院	北海道立精神保健福祉センター
	青森		
	秋田		
	岩手		岩手県精神保健福祉センター
	宮城	東北会病院	
	山形		
	福島		
関東甲信越	栃木県	栃木県立岡本台病院（医療観察法病棟のみ）	栃木県薬務課・栃木県精神保健福祉センター
	茨城県	茨城県立こころの医療センター	茨城県精神保健福祉センター
	群馬県	群馬県立精神医療センター（医療観察法病棟のみ）	
	埼玉県	埼玉県立精神医療センター	
	千葉県	独立行政法人国立病院機構下総精神医療センター(医療観察法病棟のみ)	千葉県精神保健福祉センター
		秋元病院（アルコールのみ）	
		船橋市立病院（アルコールのみ）	
		袖ケ浦さつき台病院（アルコールのみ）	
	東京都	国立研究開発法人 国立精神・神経医療研究センター病院	東京都立多摩総合精神保健福祉センター
		東京都立松沢病院	東京都立中部総合精神保健福祉センター
		昭和大学附属烏山病院（急性期病棟のみ）	東京都立精神保健福祉センター
		井之頭病院（アルコールのみ）	
		桜ヶ丘記念病院（アルコールのみ）	
		駒木野病院（アルコールのみ）	
		多摩あおば病院	
		平川病院（アルコールのみ）	
	神奈川県	神奈川県立精神医療センター	川崎市精神保健福祉センター
			相模原市精神保健福祉センター
	山梨県	山梨県立北病院（医療観察法病棟のみ）	
	長野県	長野県立こころの医療センター駒ヶ根	長野県精神保健福祉センター
	石川県		
	新潟県	独立行政法人国立病院機構犀潟病院（医療観察法病棟のみ）	

　しかし，それ以上に重要なのは，精神保健福祉センターなどの専門職援助者が当事者スタッフとの共同作業を行うことで，薬物依存症に対する忌避的感情や苦手意識を克服するだけでなく，薬物依存症に対する援助技術の向上も期待できる，という点である。言いかえれば，プログラム実施を通じて「プチ専門家」を養成できることを意味し，専門医や社会資源の乏しいわが国には最適のプログラムといえる。実際，われわれの研究では，このプログラムの運営に関与することで，医療機関スタッフの薬物依存症に対する知識や，対応への自信が高まることも証明されている[6]。なお，本稿を執筆している2016年4月末現在までにわれわれが把握しているかぎりでは，医療機関47カ所（ただし，外来プログラムとして一般の薬物依存症患者を治療しているのは20カ所），保健・

表1 つづき

地区	都道府県名	医療機関	保健・行政機関
東海・北陸	静岡県		浜松市精神保健福祉センター
	愛知県	桶狭間病院藤田こころケアセンター	愛知県精神保健福祉センター
		愛知県精神医療センター（医療観察法病棟のみ）	
		八事病院（アルコールのみ）	
		独立行政法人国立病院機構東尾張病院（医療観察法病棟のみ）	
		愛知県立精神医療センター（医療観察法病棟のみ）	
		岩屋病院	
		医療法人和心会あらたまこころのクリニック（アルコールのみ）	
	岐阜県	医療法人杏野会 各務原病院	
	三重県	三重県立こころの医療センター（アルコールのみ）	
		独立行政法人国立病院機構榊原病院	
	富山県	独立行政法人国立病院機構北陸病院（医療観察法病棟のみ）	
	福井県		福井県総合福祉相談所
近畿	滋賀県	滋賀県立精神医療センター	
	京都		京都府薬務課
	大阪府	大阪府精神医療センター	
		新阿武山クリニック（アルコールのみ）	
	奈良県	独立行政法人国立病院機構やまと精神医療センター（医療観察法病棟のみ）	
	和歌山県		和歌山県精神保健福祉センター
	兵庫県		
中国・四国	鳥取県		
	島根県		島根県心の体の総合センター
	岡山県	岡山県精神科医療センター	
	広島県		広島県精神保健福祉総合センター
		独立行政法人国立病院機構賀茂精神医療センター（医療観察法病棟のみ）	
	山口県	山口県立こころの医療センター（医療観察法病棟のみ）	
	徳島県	藍里病院	
	愛媛県	宇和島病院	
	香川県		
	高知県		
九州・沖縄	福岡県	雁ノ巣病院	北九州市精神保健福祉センター
		福岡県立太宰府病院	福岡市精神保健福祉センター
			福岡県精神保健福祉センター
	佐賀県	独立行政法人国立病院機構肥前精神医療センター	
	長崎県		
	大分県		
	熊本県		熊本県精神保健福祉センター・熊本市精神保健福祉センター
	宮崎県		
	鹿児島県		
	沖縄県		沖縄県薬務課

行政機関24カ所でSMARPPタイプのプログラムが実施されている（**表1**）。

　さらに，2012年より試行されている，保護観察所や少年院における新しい薬物再乱用防止プログラムも，筆者らが中心となってSMARPPをベースとして開発したものである。その結果，司法機関，医療機関，地域の支援機関で一貫した治療プログラムを提供できる可能性も高まったといえるであろう。

しかし，くれぐれも誤解しないでほしいのだが，われわれは自分たちのプログラムが決して「最高の治療方法」などとは考えていない。やはりなんといっても最高の治療方法は，当事者による，具体的な「ロールモデル」と出会えるプログラム——すなわち，「かつて自分と同じように薬物に振り回される生活を体験したものの，いまは薬物をやめている人」と出会い，「あの人の生き方なんか格好いいな。ちょっと真似してみようか」と考えて，一緒に自助グループのミーティングに参加しているうちにいつしか薬物を使わない期間が延びていく——であろう。

　これまでのわが国における薬物依存者支援体制の問題点は，たとえるならば，一人で外食するのに抵抗感のある人でも入りやすい，「ファーストフード」的な店がなかったのである。われわれは，そのようなアクセシビリティのよいプログラムを国内各地に展開したいと考えている。

2．治療プログラムの意義とは？

　ところでわれわれは，SMARPP の最大の効果は，比較的気軽につながることができるだけでなく，そこから自助グループやダルクなどの民間リハビリ施設への橋渡しができる点にもあると考えている。筆者は，SMARPP プロジェクトに参加している，ある精神保健福祉センターのスタッフから，興味深いエピソードを教えてもらった。

　その精神保健福祉センターの依存症家族教室に，息子の覚せい剤のことで悩んで参加しつづける家族がいたという。なかなか本人の薬物使用はとまらず，本人も治療を受ける気持ちにならなかったが，家族が家族教室に通いはじめて3年目に，ついに転機が訪れた。その息子が自分の薬物問題を相談する決心をかため，実際に精神保健福祉センターにやって来たのである。

　しかし，そこからが大変であった。精神保健福祉センターの相談員が面接してみると，彼はやはり重篤な覚せい剤依存を呈していることが判明したのである。生活自体が破綻しかけており，ダルクに入寮して，一から生活の立て直しが必要な状況だった。そこで相談員は，「かなり深刻な依存に陥っているから，ダルクに入寮した方がいいのではないか」と伝えたが，彼は，「絶対にいやだ。そんなところに入るくらいなら，死んだ方がまし」と強硬

に拒絶し，とりつくしまがなかったという。

　以前であれば，「困ったらまた相談に来てください」と伝え，相談関係は一旦打ち切りとしたところだが，その相談員は，「じゃ，うちでやっている再乱用防止プログラムに参加する？」と提案した。すると意外なことに，「そっちだったら，参加してやってもいい。ただし，俺は薬をやめる気はない」という返事であった。それで，ひとまずはプログラムに参加してもらうことになったわけである。彼はやや不規則ながらではあったが，プログラムに参加しつづけた。覚せい剤は相変わらず使っていたが，プログラムの雰囲気は気に入ったようであった。

　プログラムに参加して1年ほどが経過した日のことである。彼から，「あんたたち一生懸命なのはわかるけど，こんなプログラムじゃ，俺，薬とまんないよ。ダルクに入る」という話があった。現在，彼はあるダルクに入寮して6年近くが経過し，現在はダルクのスタッフとして従事する傍ら，SMARPPのコ・ファシリテーターとしても活躍している。

　これこそがプログラムの成果である，とわれわれは考えている。彼が初めて精神保健福祉センター職員からのダルク入寮という提案を断ったときに相談関係を打ち切っていたら，おそらく彼はまだ覚せい剤を使っていたはずである。プログラムにつながり，そのなかで失敗を繰り返しながら，少しずつ自分の問題の深刻さと向き合うようになったのであろう。要するに，本当の「底つき」とは，家族や仕事を失うことでも逮捕されることでもなく，援助のなかで体験するものなのである。そのためには，「安全に失敗できる場所」，さらには「失敗したことを正直にいえる場所」が必要であり，プログラムとはまさにそのような場といえる。

おわりに

　これまで精神科医療機関の多くが，薬物依存症患者を「犯罪者」と捉え，忌避的に対応してきた経緯があり，わが国の薬物関連問題施策そのものが，「治療」よりも「取り締まり」を重視してきた。それでも，近年になってようやく刑務所内でも薬物再乱用防止プログラムが実施されるようになったが，

それだけでは不十分である。というのも，薬物依存症の治療は，それがいかに優れた治療法であっても，決してその効果を「貯金」することはできないからである。つまり，司法機関で治療プログラムが提供されても，その後に地域で継続されなければ意味がないのである。

思い切ったいい方をすれば，薬物依存症は「治りたくない病気」である。どんな治療意欲があるようにみえる薬物依存症患者でも，「本当は薬物をやめたくないが，逮捕されたり，家族から見はなされたりするのが嫌」だから仕方なく治療を続けているというのが本音である。したがって，治療意欲はたえず揺らぎ，移ろいやすい。だからこそ，プログラムは「継続性が高い」ものでなくてはならない。その意味で，この治療継続性に優れたSMARPPは期待される治療の選択肢の一つといえるであろう。

文　　献

1) 今村扶美, 松本俊彦, 小林桜児ほか：心神喪失者等医療観察法における物質使用障害治療プログラムの開発と効果. 精神医学, 54；921-930, 2012.
2) 小林桜児, 松本俊彦, 大槻正樹ほか：覚せい剤依存者に対する外来再発予防プログラムの開発— Serigaya Methamphetamine Relapse Prevention Program (SMARPP). 日本アルコール・薬物医学会誌, 42；507-521, 2007.
3) 松本俊彦, 小林桜児, 今村扶美：薬物・アルコール依存症からの回復支援ワークブック. 金剛出版, 2011.
4) 松本俊彦：薬物依存症に対する認知行動療法プログラムの開発と効果に関する研究：総括報告書. 平成23年度厚生労働科学研究費補助金障害者対策総合研究事業（精神障害分野）「薬物依存症に対する認知行動療法プログラムの開発と効果に関する研究（研究代表者：松本俊彦）」総括・分担研究報告書. pp.1-10, 2012.
5) 松本俊彦, 今村扶美：SMARPP-24 物質使用障害治療プログラム. 金剛出版, 2015.
6) Obert, J. L., McCann, M. J., Marinelli-Casey, P., et al.：The Matrix Model of outpatient stimulant abusetreatment：History and description. J Psychoactive Drugs, 32；157-164, 2000.
7) 高野歩, 川上憲人, 宮本有紀ほか：物質使用障害患者に対する認知行動療法プログラムを提供する医療従事者の態度の変化. 日本アルコール・薬物医学会雑誌, 49；28-38, 2014.

第2章

覚せい剤乱用受刑者に対する自習ワークブックとグループワークを用いた薬物再乱用防止プログラムの介入効果

はじめに

　わが国は，覚せい剤の乱用問題が第二次大戦後から70年もの長きにわたって続いているという，国際的に見ても希有な国である．しかし，わが国には薬物依存に関する専門医療機関はきわめて少なく，多くの覚せい剤依存者が，地域で治療を受ける機会のないまま刑事収容施設に収容され，さらに，施設内で十分に治療を受けないまま出所し，再犯を繰り返している現実があった[3]．そうしたなかで，2007年に「刑事収容施設及び被収容者の処遇等に関する法律」施設及び受刑者の処遇等に関する法律」が施行され，受刑者の更生と社会復帰を促進するために，必要に応じて治療的なアプローチがなされるようになった．なかでも，PFI（private finance initiative）手法を活用した官民協働の刑務所では，外部の専門家と協力した集学的な処遇が期待されている．

　播磨社会復帰促進センター（Harima Rehabilitation Program Center；以下，HRPC）は，わが国で4カ所設置されているPFI刑事施設のうちの一つである．HRPCでは，開設当初より違法薬物に対する依存がある受刑者に対して，特別指導「薬物依存離脱指導」プログラム（以下，プログラム）に取り組んでおり，2009年からは，われわれが少年用に開発した，薬物再乱用防止のための自習ワークブック「SMARPP-Jr.」[4,5]と，SMARPP[1]と同様のグループワークを組み合わせたプログラムを実施している．このような先進的な取り組みには介入効果の検証が必要であるが，刑事施設で無作為割り付け研究や出所後追跡調査を実施することは，法的および人権的な観点からさまざまな制約がある．

　こうした限界があるなかで，われわれは，同一対象の待機期間における尺

度得点の変化を対照群とする方法で，HRPCにおけるプログラムの介入効果を検証した。本章では，その研究論文[7]の内容と意義を解説したい。

I 研究の方法および結果

1．方法
1）対象

本研究の対象候補者は，2009年6月〜2012年4月のあいだにHRPCに収容された全男性受刑者のうち，HRPC職員によって，「本件が薬物乱用である」および「本件は薬物乱用ではなくても薬物乱用が社会生活への適応上問題となる」と判断された者324名であった。本研究では，このうち効果測定への協力に同意が得られ，収容直前の生活における最頻用薬物が「覚せい剤」であった男性受刑者251名（平均年齢［標準偏差］，37.78［7.75］歳）を抽出し，最終的な分析対象とした。

2）特別改善指導「薬物依存離脱指導」プログラムの内容

本プログラムは，書き込み式のワークブックを用いた自習と，実際に同HRPC職員によるグループワークという，二つのコンポーネントから構成されている。

自習に用いたワークブックは，われわれが米国のマトリックスモデル[12]を参考にして実践している統合的な外来薬物依存治療プログラム「SMARPP」(Serigaya Methamphetamine Relapse Prevention Program)[1,3]のワークブックを簡略化し，当初，少年鑑別所での使用を想定して開発したものである（「SMARPP-Jr.」と命名）[4]。本研究では，グループワーク導入前の1カ月間，予習として対象者にこの自習ワークブック取り組ませた。

グループワークは，自習ワークブックに取り組むために与えた1カ月が経過した時点より開始し，対象者は原則として10名ずつのグループに分かれてグループワークに参加した。このグループワークは，SMARPPと同様のワークブックを用いた，認知行動療法にもとづく再乱用防止スキルトレーニングであり，精神保健福祉士や臨床心理士などの資格を有するHRPC職員2名によって実施された。グループワークの構造は，週1回，1回90分で

あり，1クール全体は 12 セッションから構成されていたが，そのうちの3セッションには薬物依存からの回復のための民間リハビリ施設「ダルク」のスタッフも参加し，自らの経験を語ってもらうようにした。

3）実施方法

われわれは，以下に述べる四つの時点において，対象者から既存の自記式評価尺度，および，独自に作成した自記式質問紙による情報収集を行った。

各種評価尺度を実施する四つの時点とは，(a)登録時（自習ワークブック開始1カ月前），(b)自習ワークブック開始時，(c)自習ワークブック終了時＝グループワーク開始時，(d)グループワーク終了時である。この4点における情報収集により，(a)と(b)のあいだの尺度得点の変化から「待機期間における変化」を，(b)と(c)のあいだの変化から「自習ワークブックによる変化」を，(c)と(d)のあいだの変化から「グループワークによる変化」を測定した。なお，本研究への登録時点で，HRPC 入所から少なくとも3カ月は経過しており，刑事施設という特殊な環境への適応はすでになされていると考えた。

4）自記式評価尺度・質問紙

① DAST-20（Drug Abuse Screening Test, 20 items）：この尺度は，違法薬物および医療用薬物などの乱用をスクリーニングする目的から作成された，20項目からなる自記式評価尺度である[14]。本研究では，対象者の薬物問題の重症度を評価するために，肥前精神医療センターで作成された日本語版[15]を採用した。本研究では，この DAST-20 を「①登録時」にのみ実施し，その得点にもとづいて「軽症群」（1～5点），「中等症群」（6～10点），「重症群」（11～20点）という3群に分類した。

② 薬物依存に対する自己効力感スケール（Self-efficacy Scale for Drug Dependence：SSDD）：この尺度は，森田ら[11]が独自に開発した自記式評価尺度である。得点が高いほど，薬物への欲求が生じたときの対処に自信，または自己効力感を持っていることを意味する。本研究では，この尺度を，(a)登録時（自習ワークブック開始1カ月前），(b)自習ワークブック開始時，(c)自習ワークブック終了時＝グループワーク開始時，(d)グループワーク終了時の計4回実施し，総得点の変化を検討した。

③ Stages of Change Readiness and Treatment Eagerness Scale, 8th

表1 自習ワークブックとグループワークの実施によるSSDDとSOCRATES-8Dの得点変化

		実施前		実施後		z	P
		平均点	標準偏差	平均点	標準偏差		
待機期間の変化	SSDD	78.72	17.25	80.90	17.02	3.379	0.001
	SOCRATES-8D	70.88	11.48	72.22	11.62	2.086	0.037
自習ワークブック実施期間の変化	SSDD	80.90	17.02	78.59	17.10	4.580	<0.001
	SOCRATES-8D	72.22	11.62	74.65	11.33	4.639	<0.001
グループワーク実施期間の変化	SSDD	78.59	17.10	86.59	14.14	8.482	<0.001
	SOCRATES-8D	74.65	11.33	78.55	11.90	7.359	<0.001

MAP：methamphetamine
SSDD：薬物依存に対する自己効力感スケール Self-efficacy Scale for Drug Dependence
SOCRATES-8D：Stages of Change Readiness and Treatment Eagerness Scale, 8th version for drug dependence

version for Drug dependence（SOCRATES-8D）：この尺度は，ミラーとトニガン（Miller & Tonigan）[8]によって，薬物依存に対する問題意識と治療に対する動機付けの程度を評価するために開発された自記式評価尺度である．SOCRATES得点が高いほど，治療準備性の高く[10]，治療継続率が高い[9]ことがわかっている．本研究では，われわれが作成し，構成概念妥当性[2]と交差妥当性[4,5,6]を確認している日本語版SOCRATES-8D[2,4]を用い，SSDDと同様の4時点で実施した．

2．結果

対象251名は，DAST-20得点にもとづいて，重症度別に43名（17.1％）が軽症群，128名（51.0％）が中等症群，80名（31.9％）が重症群に分類された．

表1は，対象全体におけるSSDDおよびSOCRATES-8Dの得点変化を示したものである．表からも明らかなように，待機期間には，SOCRATES-8D得点が有意に上昇し，SSDD得点は有意に上昇した．自習ワークブック実施期間には，SSDD得点に有意な低下し，一方，SOCRATES-8D得点の有意な上昇が認められた．さらに，グループワーク実施期間には，SSDDとSOCRATES-8Dのいずれの得点も有意に上昇した．

表2は，重症度別のSSDDおよびSOCRATES-8Dの得点変化を示したものである．軽症群では，まず待機期間には，SSDD得点に有意な変化は見ら

表2　重症度別による自習ワークブックとグループワークの実施による
SSDD と SOCRATES-8D の得点変化

			Pre-intervention		Post-intervention		z	P
			mean	SD	mean	SD		
軽症群 (N=43)	待機期間の変化	SSDD	83.02	17.05	84.56	17.21	1.217	0.224
		SOCRATES-8D	61.00	10.07	64.65	9.66	2.372	0.018
	自習ワークブック 実施期間の変化	SSDD	84.56	17.21	83.19	15.91	1.164	0.244
		SOCRATES-8D	64.65	9.66	66.26	10.28	0.922	0.357
	グループワーク 実施期間の変化	SSDD	83.19	15.91	88.93	12.91	2.548	0.011
		SOCRATES-8D	66.26	10.28	71.46	12.66	2.913	0.004
中等症群 (N=128)	待機期間の変化	SSDD	78.55	15.69	81.62	16.36	2.778	0.005
		SOCRATES-8D	71.16	6.83	72.59	10.34	1.576	0.115
	自習ワークブック 実施期間の変化	SSDD	81.62	16.36	78.07	16.78	3.933	<0.001
		SOCRATES-8D	72.59	10.34	75.15	10.47	3.979	<0.001
	グループワーク 実施期間の変化	SSDD	78.07	16.78	86.95	13.83	6.703	<0.001
		SOCRATES-8D	75.15	10.47	78.95	11.48	5.473	<0.001
重症群 (N=80)	待機期間の変化	SSDD	76.79	19.37	77.83	17.65	1.648	0.099
		SOCRATES-8D	75.62	11.57	75.62	12.72	0.176	0.860
	自習ワークブック 実施期間の変化	SSDD	77.83	17.65	76.87	17.96	2.375	0.018
		SOCRATES-8D	75.62	12.72	78.46	10.90	2.578	0.010
	グループワーク 実施期間の変化	SSDD	76.87	17.96	84.81	15.17	4.671	<0.001
		SOCRATES-8D	78.46	10.90	81.79	10.62	4.144	<0.001

MAP：methamphetamine
SSDD：薬物依存に対する自己効力感スケール Self-efficacy Scale for Drug Dependence
SOCRATES-8D：Stages of Change Readiness and Treatment Eagerness Scale, 8th version for drug dependence

れなかったが，SOCRATES-8D 得点が有意に上昇した。そして，自習ワークブック実施期間には，いずれの尺度得点にも有意な変化は認められなかったが，グループワーク実施期間には，SSDD と SOCRATES-8D のいずれも有意な得点上昇が認められた。

　一方，中等症群では，待機期間中において，SOCRATES-8D 得点に変化は見られなかった一方で，SSDD 得点の有意な上昇が見られた。しかし，自習ワークブック実施期間においては，SSDD 得点の有意な低下，ならびに，SOCRATES-8D 得点の有意な上昇が認められた。グループワーク実施期間においては，再び SSDD 得点が有意に上昇するとともに，SOCRATES-8D

得点はさらに有意に上昇した。

　重症群も，中等症群と類似した得点変化のパターンを示した。すなわち，待機期間において，有意とはいえないものの，SSDD 得点上昇の傾向が認められ，自習ワークブック実施期間には，SSDD 得点の有意な低下とSOCRATES-8D 得点の有意な上昇が，そして，グループワーク実施期間では，いずれの尺度得点も有意に上昇した。

II 考　察

　本研究では，対象全体の尺度得点は，待機期間，自習ワークブック実施期間，グループワーク実施期間において特徴的な変化を示した。待機期間にはSSDD と SOCRATES-8D の得点が上昇したが，自習ワークブック終了後には，SOCRATES-8D 得点が上昇した一方で，SSDD 得点は顕著に低下した。そして最終的に，グループワーク終了した後には，両尺度の得点はいずれも著しく上昇したのである。

　このことは，待機期間，自習ワークブック実施期間，グループワーク実施期間と推移するなかで，本研究の対象に，以下のような3段階からなる内的変化が生じた可能性を示唆する。まず第一段階は，プログラムが提供されていないにもかかわらず，薬物欲求に対処する自信が高まり，自らの薬物問題に対する洞察もわずかに深まるという変化である。第二段階は，自習ワークブックの実施により，欲求に対処する自信は著しく低下する一方で，自らの薬物問題に対する洞察が深まり，治療動機が高まるという変化である。第三段階は，グループワークへの参加によってもたらされるものであり，引き続き薬物問題に対する洞察は深まり，治療動機も高まりながら，薬物欲求に対処する自信も高まる，という変化である。

　本研究では，こうした尺度得点の変化は，対象における薬物問題の重症度によって異なることも明らかにされた。軽症群では，対象全体における変化とは異なり，待機期間中にSSDD の得点上昇は認められず，むしろSOCRATES-8D 得点の上昇が見られ，自習ワークブック実施期間には介入による尺度得点の変化は見られず，最後のグループワーク実施期間によって，SSDD と

SOCRATES-8D 双方の得点が上昇した。これに対して，中等症群・重症群では，最後のグループワーク実施期間における二つの尺度得点の変化には軽症群と共通していた一方で，待機期間および自習ワークブック待機期間中における尺度得点の変化は軽症群と大きく異なっていた。すなわち，中等症群・重症群では，待機期間中に SSDD 得点のみが上昇し，しかしその得点は，自習ワークブックの実施により低下したのである。一方，SOCRATES-8D 得点については，待機期間中に変化が見られず，自習ワークブック実施によって上昇していた。

以上の結果は，二つの臨床的に重要な知見を示唆している。一つは，中等症以上の薬物問題を抱える受刑者は，ただ刑事施設に収容されるだけでは，自らの薬物問題に対する洞察が深まりも治療動機の高まりも得られないばかりか，何らのプログラムも受けていないにもかかわらず，薬物欲求への対処に自信がついてしまう可能性があるということである。これでは，刑事施設出所後に地域の支援資源にアクセスする可能性が低くなるだけでなく，薬物欲求に対する「無根拠な」自信から，かつての薬物仲間や薬物と遭遇しやすい環境に接近してしまう危険性がある。

もう一つの重要な知見は，中等症以上の薬物問題を抱える受刑者にプログラムによる介入を行った場合，薬物欲求への対処に関する自信は，介入初期に一時的に低下し，さらに介入を続けていると再び高まっていく，ということである。SSDD 得点のこうした変化のパターンは，薬物問題に対する洞察や治療動機が，介入期間が長くなるに伴って一方向性に改善を続けるのとは好対照であった。これと同じ現象については，すでに森田ら[11]が薬物依存症に対する介入研究を通じて指摘している。森田らは，介入の初期には自らの薬物問題に対する洞察が深まるとともに一時的に自己効力感スケール得点が低下し，さらに介入を続けると得点は上昇に転じ，最終的な介入の効果が明らかになるという現象を報告している。

治療経過中の薬物乱用者に見られるこうした内的変化は，すでに多くの物質依存を専門とする臨床家によって経験的に認識されているものである。実際，自身の薬物使用に対する問題意識や洞察が深まり，「自分は依存症かもしれない」，「一人ではやめられないかもしれない」という両価的な迷いが生じれば，逆に薬物欲求への対処に関する自信が低下するのは当然であり，そ

のこと自体にすでに治療的な効果がある。というのも，そのような自信低下こそが，乱用者が主体的に支援資源にアクセスする契機を準備し，あるいは，治療継続の動機となるからである。さらに，こうした内的変化は，日常生活のなかで薬物欲求を刺激される状況や薬物使用の危険性が高い環境を避けることにつながり，結果的に薬物再使用のリスクを低減するであろう。

　しかし，ある程度以上の治療を受けたにもかかわらず，いつまでも薬物欲求に対処する自信が持てないままでは，到底，回復とはいえない。プロチャスカとディクレメンテ（Prochaska & DiClemente）[13]が指摘するように，長期にわたって断薬を維持するための努力を続けるには，「自分には薬物をやめ続ける力がある」という自己効力感も必要となってくる。その意味では，本プログラムには，薬物乱用者の薬物欲求に対する自己効力感を一時的に低下させ，その後に上昇させる効果があるとすれば，理想的な介入といえるかもしれない。

　なお，中等症以上の薬物乱用者に対する介入効果の推移については，別の観点からの説明も考えられる。それは，自習ワークブックとグループワークという，介入様式の違いがもたらす効果の違いに着目した観点である。前者が単独による一方向性の学習であるのに対し，後者では，ファシリテーターによる直接的な介入，ダルクスタッフによる具体的な回復イメージの提供，同じ問題を持つ受刑者との共有体験といったものが提供されており，こうした方法の違いが，グループワークでは，問題認識を深めつつ薬物欲求に対する自己効力感も高める効果を生み出した可能性もある。

　だからといって，自習ワークブックの介入効果はグループワークに劣り，それゆえに無用であるとはいえない。むしろ，マンパワーを要することなく，問題認識を深め，治療動機を高めることができる自習ワークブックは重要な社会資源の一つと考えるべきであろう。

Ⅲ　展　　望

　刑事施設における介入研究には種々の困難が伴うものである。本研究も例外ではなかった。刑事施設で無作為割り付けによる比較研究を行うことは倫理的な問題から断念せざるを得なかったし，強制的に収容されている状況にあるこ

とが，自記式評価尺度の回答に影響を与えた可能性も否定できない。また，出所後の追跡が認められなかったことから，評価のエンドポイントは，「断薬の継続」や「地域における治療継続」ではなく，あくまでも施設内における介入前後における評価尺度得点の変化という代理変数を採用せざるを得なかった事情もある。何よりも実際に研究を進めるうえでは，情報の授受や匿名化の手続き，倫理的配慮，得られた成果の所属，成果発表前の事前チェックなど，法務省側との折衝は，通常の医療機関における研究とは比較にならないほど骨の折れる作業であった。

しかしその一方で，刑事施設における介入研究にはメリットもあった。それは，比較的短期間の調査でも，均質かつ大きなサンプルサイズの対象への介入を行うことができるというメリットであった。事実，本研究は，わが国の覚せい剤乱用者に対する介入研究としては，現時点で最もサンプルサイズの大きいものであり，薬物依存治療に関するエビデンスの乏しいわが国においては重要な寄与となる研究と自負している。

最後に強調しておきたいことがある。本研究は，刑事施設における薬物再乱用防止プログラムの有効性を明らかにしたものといえるが，だからといってわれわれは決して，「やはり薬物依存の治療は刑事施設でやればいい」などとは考えていない。というのも薬物依存の治療とは，どこかである時期にすばらしい治療を受けたとしても，それは決して「貯金する」ことができない種類のものだからである。実際，覚せい剤依存に罹患する者が最も再使用しやすいのは，刑事施設を出所した直後であり，保護観察終了直後である。

その経験的事実を踏まえれば，地域における医療的資源の充実が，わが国における最大かつ喫緊の課題であるのは，改めていうまでもないことであろう。「刑の一部執行猶予制度」が施行された現在，われわれの次なる目標は，本研究と同様の試みを広く地域の精神科医療機関で実施し，その効果を検証することである。

文　献

1) 小林桜児，松本俊彦，大槻正樹，ほか：覚せい剤依存者に対する外来再発予防プログラムの開発— Serigaya Methamphetamine Relapse Prevention Program (SMARPP). 日本アルコール・薬物医学会誌, 42；507-521, 2007.
2) 小林桜児，松本俊彦，千葉泰彦，ほか：少年鑑別所入所者を対象とした日本語版

SOCRATES (Stages of Change Readiness and Treatment Eagerness Scale) の因子構造と妥当性の検討．日本アルコール・薬物医学会雑誌, 45；437-451, 2010.
3) 松本俊彦, 小林桜児：薬物依存者の社会復帰のために精神保健機関は何をすべきか？．日本アルコール・薬物医学会雑誌, 43；172-187, 2008.
4) 松本俊彦, 今村扶美, 小林桜児, ほか：少年鑑別所における薬物再乱用防止教育ツールの開発とその効果—若年者用自習ワークブック「SMARPP-Jr.」．日本アルコール・薬物医学会雑誌, 44；121-138, 2009.
5) 松本俊彦, 千葉泰彦, 今村扶美, ほか：少年鑑別所における自習ワークブックを用いた薬物再乱用防止プログラムの試み—重症度による介入効果の相違に関する検討．精神医学, 52；1161-1171, 2010.
6) 松本俊彦, 今村扶美, 小林桜児, ほか：PFI (Private Finance Initiative) 刑務所における薬物依存離脱指導の効果に関する研究；自習ワークブックとグループワークによる介入—第1報—．日本アルコール・薬物医学会雑誌, 46；279-296, 2011.
7) Matsumoto, T., Imamura, F., Kobayashi, O., et al.：Evaluation of a relapse prevention program for methamphetamine-dependent inmates using a self-teaching workbook and group therapy. Psychiatry. Clin Neurosci, 68；61-69, 2014.
8) Miller, W.R. and Tonigan, J. S.：Assessing drinkers' motivation for change：The Stage of Change Readiness and Treatment Eagerness Scale (SOCRATES). Psychol Addict Behav, 10；81-89, 1996.
9) Mitchell, D. and Angelone, D.J.：Assessing the validity of the Stages of Change Readiness and Treatment Eagerness Scale with treatment-seeking military service members. Mil Med, 171；900-904, 2006.
10) Mitchell, D., Angelone, D. J. and Cox, S. M.: An exploration of readiness to change processes in a clinical sample of military service members. J Addict Dis, 26；53-60, 2007.
11) 森田展彰, 末次幸子, 嶋根卓也, ほか：日本の薬物依存症者に対するマニュアル化した認知行動療法プログラムの開発とその有効性の検討．日本アルコール・薬物医学会雑誌, 42；487-506, 2007.
12) Obert, J. L., McCann, M. J., Marinelli-Casey, P., et al.：The Matrix Model of outpatient stimulant abuse treatment；History and description. J Psychoactive Drugs, 32；157-164, 2000.
13) Prochaska, J. O. and DiClemente, C. C.：Stages and processes of self-change of smoking: toward an integrative model of change. J Consult Clin Psychol, 51；390-395, 1983.
14) Skiner, H. A.：The drug abuse screening test. Addict. Behav., 7；363-371, 1982.
15) 鈴木健二, 村上優, 杠岳文, ほか：高校生における違法性薬物乱用の調査研究．日本アルコール・薬物医学会雑誌, 34；465-474, 1999.

第3章

アルコール・薬物依存症と摂食障害との併存例をめぐって

はじめに——物質乱用と摂食障害の関係

　わが国では，摂食障害（eating disorders：ED）とアルコールや薬物の乱用・依存といった物質使用障害（substance use disorder：SUD）の併存例は，ED発症以前より社会逸脱行動が認められ，衝動的人格をプライマリーな病因とする，特異でまれなサブグループとされている[10, 24, 31]。一方，海外では，EDとSUDの高率な併存は周知のことであり，両障害併存の機序に関しても数多くの議論がある[8, 14, 32, 34]。

　ウォルフとマイスト（Wolfe & Maisto）[34]は，最近の総説のなかで，これまでのEDとSUDの関係に関する研究を，以下の三つの視点から整理している。第一に，「EDとSUDに共通の病因を想定する視点」として，①パーソナリティ仮説（嗜癖パーソナリティ[30]，多衝動性パーソナリティ障害[17]，②内因性オピオイド仮説（EDを内因性オピオイドに対する嗜癖と見なす），③遺伝学的仮説（EDとSUDは家族内集積が多いことから，共通の遺伝形質の異なる表現型と捉える），④心理社会的要因（虐待などの現代の家庭・文化・社会的影響がED，SUDの共通の状況因）をあげている。第二に，「EDが他の嗜癖行動に対する脆弱性を準備すると捉える視点」として，⑤自己治療仮説（EDに伴う抑うつ，不安，緊張への対処行動），⑥食物剥奪仮説（ダイエットのような食物剥奪状況が物質摂取を促進させる）をあげている。

　以上の二つの視点は，従来の総説[8, 15]でも指摘されてきたものであるが，彼らはさらに，「物質の薬理作用がEDに与える影響という第三の視点」を提

唱している。この立場を提唱する根拠として，コカインによる過食悪化[11]，飲酒による過食の誘発[1]，マリファナの食欲亢進作用による過食誘発[12]などがとりあげられているが，最も典型的な研究はウィーダーマン（Wiederman）とプリオール（Pryor[33]）によるものであろう。彼らは，ED・SUD 併存例における ED 症状と乱用物質の関係を調査し，不食・カロリー摂取制限はアンフェタミン乱用と，過食症はベンゾジアゼピン乱用と，浄化行動はアルコール，コカイン，タバコ乱用と相関することを明らかにした。この研究は，二つの I 軸障害の相互作用から，ED・SUD 併存例の病態を理解できる可能性を示した意義がある。

さて，われわれはこれまで女性の覚せい剤（メタンフェタミン[methamphetamine]：MAP）乱用者における ED 併存について研究[19,20]を行ってきたが，その過程で，覚せい剤が ED に与える影響に注目するようになった[20]。すなわち，われわれの研究の関心は，上述の「第三の視点」にある。本章では，われわれの二つの調査を紹介し，今後の ED・SUD 併存例研究の方向性についての提言をしたい。

I 第一の調査[19,20]：MAP 乱用と ED

1．背景

薬物依存症専門病院で近年問題化している，ED を併存する MAP 乱用者に関する調査は内外ともになく，その実態はよく知られていない。

2．対象と方法

1997 年 6 月～1999 年 7 月に神奈川県立精神医療センターせりがや病院（以下，せりがや病院，現，神奈川県立精神医療センター）を初診した女性 MAP 乱用者（DSM-IV[2] の SUD 該当者）102 例を対象として，診療録にもとづく後方視的調査を行った。

3．結果

DSM-IV の ED 基準該当者は 21 例（全女性 MAP 乱用者の 20.6％）であり，その ED 病型はすべて，神経性無食欲症，むちゃ食い・排出型（anorexia

表1　摂食障害の併存の有無による女性覚せい剤乱用者の臨床的特徴

	ED 群 N = 21	非 ED 群 N = 81
初診時年齢（歳）	24.6 (SD 5.9)	25.6 (SD 9.0)
覚せい剤使用開始年齢（歳）	18.9 (SD 3.8)	21.0 (SD 6.5)
覚せい剤使用前の薬物使用経験 *	*9 (42.9%)	53 (65.4%)
加熱吸煙による覚せい剤使用 ***	16 (76.2%)	16 (19.8%)
覚せい剤による急性中毒性精神病体験	17 (81%)	65 (80.2%)
体重コントロール目的による覚せい剤の使用 ***	8 (38.1%)	4 (4.9%)
過量服薬による自殺企図の経験 ***	13 (61.9%)	13 (16%)
自傷行為の経験 ***	13 (61.9%)	11 (13.6%)
初診時 BMI（kg/m²）	19.9 (SD 2.6)	21.3 (3.5%)
初診3カ月後の治療継続	13 (61.9%)	41 (50.6%)
初診3カ月後の覚せい剤使用	2/13 (15.4%)	12/41 (29.3%)
初診3カ月後の他物質乱用への移行 ***	5/13 (38.5%)	3/41 (7.3%)

*：p＜0.1，**：p＜0.05，***：p＜0.01

nervosa, binge eating & purgingtype：ANBP）4名（19%），神経性大食症，排出型（bulimia nervosa, purging type：BNP）17名（81%）であり，神経性無食欲症，制限型（anorexia nervosa, restricting type：ANR）は1例も認められなかった。なお，この調査では，ED類型としては均質ではない神経性大食症，非排出型（bulimia nervosa, non-purging type：BNNP），他の特定不能の摂食障害（eating disorders, not otherwise specified：EDNOS）はED併存群から除外した。

ED併存群・非併存群の比較（表1）では，ED併存群で，吸煙によるMAP使用，ダイエット目的でのMAP使用，手首自傷と過量服薬の経験者が多かった。初診3カ月後のMAP使用状況にED併存群・非併存群間で差はなかったが，ED併存群で，アルコール，市販鎮咳薬などの他物質の乱用に移行していた者が多く，その背景には，体重コントロールへの固執にもとづく，一種の薬物探索行動が推測された。また，ED併存例では，依存症治療に際しても，過食・嘔吐や盗食などの食行動異常を呈し，治療プログラム参加に支障を来す場合が少なくなかった。

次に，このED併存群21例を，ED発症とMAP乱用開始の継時的関係から，ED先行型13例とMAP先行型8例に分類し，両群のED発症の背

表2 摂食障害発症の誘因と覚せい剤使用の動機

	EDの下位病型	EDの下位病型	ED発症の誘因	ED発症の誘因	MAP使用の動機	MAP使用の動機
ED先行型 N=13	ANBP 4 (31%) BNP 9 (69%)		ダイエットのために 失恋 親との衝突 家族の死 不明	9 (69%) 1 (7.7%) 1 (7.7%) 1 (7.7%) 1 (7.7%)	好奇心から ダイエットのために その他	7 (54%) 5 (38%) 1 (7.7%)
MAP先行型 N=8	BNP 8 (100%)		覚せい剤中断時の反跳性過食	8 (100%)	好奇心から ダイエットのために その他	3 (37.5%) 3 (37.5%) 2 (25%)

ED, eating disorders；ANBP, anorexia nervosa binge eating and purging type；BNP, bulimia nervosa, purging type；MAP, methamphetamine

景，MAP使用の動機を調査した（表2）。その結果，ED先行型，MAP先行型のいずれでも，MAP乱用の契機は「好奇心」「ダイエット」であったが，ED発症の契機には顕著な差がみられ，ED先行型の大半がダイエットの破綻を契機にEDを発症していたのに対し，MAP先行型では，全例がMAP離脱時の反跳性食欲亢進を契機に肥満恐怖が賦活されるなかで，過食・嘔吐を開始していた。また，ED先行型でも，全例がMAP乱用開始後にED症状の悪化を自覚していた。

4．考察

以上より，次の四点が推測された。第一に，女性MAP乱用者におけるEDの有病率は，一般女性における有病率（1〜3%）[2] よりもはるかに高率であり，両疾患の間には何らかの親和性が推測された。第二に，摂食障害併存群では，吸煙によるMAP使用，ダイエット目的のMAP使用が特徴的であった。近年，わが国のMAP乱用者のなかで増えている加熱吸煙法[18]は，使用に際しての心理的抵抗感の少なさから，体重コントロールに悩む女性に，MAPを「痩せ薬」として身近なものにした可能性が推測された。第三に，ED併存群では，自傷行為や過量服薬の経験率が高く，いわゆる「多衝動性過食症（multi-impulsive bulimia）」[17]の特徴を持つ者が多いことがうかがわれた。

最後に，MAP使用が摂食障害を悪化・誘発する可能性が示唆された。

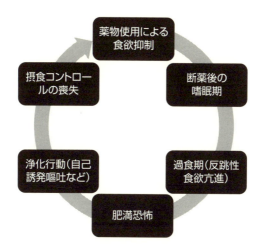

図1 覚せい剤の薬理作用が bulimia を悪化・誘発している可能性がある

MAP は，急性中毒期には食欲抑制作用を発揮するが，反対に，離脱期には反跳性の食欲亢進現象がみられることが知られている（小沼[13]）のいう「刺激期」）。MAP 先行型の ED 併存者では，この反跳性の食欲亢進を契機として過食が出現し，これが肥満恐怖を賦活することになって，自己誘発嘔吐などの排出行動が開始されていた。さらに，過食・嘔吐がコントロールできなくなると，MAP の再使用が引き起こされ，MAP 乱用と過食・嘔吐はしばしば交代性の経過をたどって悪循環に陥っていた（図1）。

以上のことから，ED・SUD 併存例に対しては，単に SUD の治療だけを提供するのでは不十分であり，基底にある肥満恐怖，ED 心性に対する介入をしなければ，SUD 自体の回復も望めない可能性があると考えられた。

II 第二の調査[18]：SUD と ED

1．背景

MAP 乱用と ED の親和性は，女性 SUD 患者における主乱用物質ごとの

表3 女性物質乱用者における摂食障害併存率

乱用物質の種類	乱用者人数	百分率	ED併存者数	ED併存率
アルコール	97	44.3%	18	18.8%
覚せい剤	73	33.3%	27	37%[a,b]
トルエン	21	9.6%	2	9.5%
ベンゾジアゼピン	11	5.0%	4	36.4%
市販鎮咳・感冒薬	5	2.3%	2	40%
市販鎮痛薬	3	1.4%	1	33.3%
大麻	3	1.4%	0	0
多物質同時使用	3	1.4%	1	33.3%
メチルフェニデート	2	0.9%	2	100%
ブタンガス	1	0.5%	0	0
合計	219	100%	57	26%

Pearson' χ^2 test
[a]: comparison of methamphetamine and alcohol $\chi^2 = 7.3$, df=1, $p < 0.01$,
[b]: comparison of methamphetamine and toluene $\chi^2 = 5.8$, df=1, $p < 0.02$
ED：eating disorder

ED併存率やED病型の違いに反映されるのではないか。

2．対象と方法

対象は，2000年1月～2001年8月にせりがや病院を初診した全女性患者のうち，DSM-IVのSUDの基準を満たす219例の物質乱用者とし，主乱用物質の種類ごとにDSM-IVにおけるED併存率とその病型を調べた。

3．結果

対象219例全体のEDの併存率は，26.0％（57例）であり，物質別では（表3），MAP乱用者のED併存率（37.0％）が最も高く，AL（18.8％）やトルエン（toluene）（9.5％）に比べて有意に高率であった。ベンゾジアゼピン，メチルフェニデート（methylphenidate），市販鎮咳・感冒薬，市販鎮痛薬の乱用者は，該当者が少ないため，ED併存率の信頼性が低いと考えられ，統計学的検討は困難であった。

各物質間におけるED病型の比較（表4）では，ALとMAPの二群間の

表4 乱用物質による ED・SUD 併存例の比較

乱用物質の種類	ANR	ANBP	BNP	BNNP	EDNOS	total
アルコール	0	1(5.6%)	12(66.7%)*	0	5(27.8%)	18(31.6%)
覚せい剤	0	0	8(29.6%)	11(40.7%)**	8(29.6%)	27(47.4%)
トルエン	0	0	1(50.0%)	0	1(50.0%)	2(3.5%)
ベンゾジアゼピン	0	1(25.0%)	2(50.0%)	0	1(25.0%)	4(7.0%)
市販鎮咳・感冒薬	0	0	1(50.0%)	0	1(50.0%)	2(3.5%)
多物質同時使用	0	0	1(100%)	0	0	1(1.8%)
メチルフェニデート	0	0	0	0	1(100%)	1(1.8%)
ブタンガス	0	0	0	2(100%)	0	2(3.5%)
合計	0	2(3.5%)	25(43.9%)	13(22.8%)	17(29.8%)	57(100%)

Pearson's χ^2 test
* : comparison of alcohol and methamphetamine, $\chi^2 = 6.0$, df = 1, $p < 0.05$
** : comparison of alcohol and methamphetamine, $\chi^2 = 9.7$, df = 1, $p < 0.01$
ANR, anorexia nervosa, restricting type；ANBP, anorexia nervosa, binge eating and purging type：
BNP, bulimia nervosa, purging type；BNNP，bulimia nervosa, non-purging type,
EDNOS：eating disorder, not otherwise specified

比較では，AL 乱用者では，BNP が有意に多く，MAP 乱用者では，BNNP が有意に多く認められた。また，全物質の合計では，ANR は1例も認められず，ANBP 2例（3.5%），BNP 25例（43.9%），BNNP 13例（22.8%），EDNOS（binge eatingdisorder）17例（29.8%）という分布であった。

4．考察

以上より，MAP 乱用者では，AL，トルエン乱用者よりも ED 併存率が高いことが明らかになった。各種薬物乱用者における薬物別の ED 併存率を調べた先行研究[20,24]は，いずれもアンフェタミン（amphetamine），コカインなどの精神刺激薬の乱用者で ED 併存が多いことを報告している。対象を女性コカイン乱用者に限定した調査では，38%[11]，40%[4]と，かなり高い ED 併存率が報告されている。また，ED における SUD 併存に関する調査[9]でも，やはり，ED 患者では，精神刺激薬の乱用が最多であることが報告されている。いずれの報告でも，食欲抑制，体重コントロールを目的とした精神刺激薬の使用が指摘されており，MAP も同様の目的から使用されている可能性が考えられる。

MAP乱用者では，ED病型におけるBNNPの割合の高さも際立っていた。すでにラットを用いた実験において，MAP投与中の食物摂取の著明な減少と，投与中断後の劇的な食物摂取増加が報告されており[29]，臨床的にも，すでに述べたように，離脱期の反跳性食欲亢進が知られている[33]。MAP乱用者のEDにおいてBNNPが多い理由には，このような薬理学的機序の関与は無視できない。われわれは，第一の調査において，MAP離脱期の反跳性過食を機に肥満恐怖が賦活されて排出行動が始まり，結果的にBNPを発症することを指摘したが，本研究からは，排出行動を行わないBNNPはBNP以上に多いことが明らかになった。MAP乱用を併存するBNNPでは，MAP使用そのものが排出行動と等価の代償行動となっている可能性もある。

なお，AL乱用者では，MAP乱用者に比べ，BNPが高率であった。排出行動とAL乱用の相関はすでに報告[33]があり，われわれ[20]もALの催嘔吐作用を排出行動に利用した，ED・AL乱用併存例を報告している。AL乱用者のED病型についても，ALの薬理作用から説明できる可能性がある。

以上により，ED・SUD併存例おける物質使用は，衝動的なパーソナリティにもとづく自己破壊的な行動として片付けることはできず，痩せ願望や肥満恐怖といったED症状と密接に関連したかたちで，物質選択が行われる可能性が示唆された。

III　EDとSUDの併存例に注目することの臨床的意義

1．ED臨床における意義

わが国における一般精神科での調査[10]では，EDにおけるSUD併存は，欧米に比べて少ないことが指摘されているが，SUD臨床においては，若い女性のSUD患者を見たらEDを疑うのは「業界の常識」といってよいほどであることは強調しておきたい[22]。おそらくわが国では，SUD患者に対する一般精神科医療機関の抵抗感が強いため，ED・SUD併存例はもっぱらSUD臨床の専門医療機関で治療が行われ，一般のED臨床の専門家の前には登場していない可能性がある。

しかし，注意深い臨床家であれば，一般精神科医療機関を訪れるED患者

の多くが，実に「クスリ」好きであることに気づいているはずである。卑近な例をあげれば，彼女たちの多くが喫煙や飲酒の習慣を持っている。なかには，食事もろくにとらずにヘビースモーキングをし，やたらとコーラやアイスコーヒーを日常的に大量摂取している者もいる。不食による飢餓状態はニコチンやカフェインといった物質摂取を促進させる性質があるが，そこには，これらの薬理作用によって食欲をコントロールしようという，意識的もしくは無意識的な目的がある[33]。

むしろこう考えた方がよいかもしれない。「ダイエットすること」と「クスリを摂取すること」とのあいだには，正常水準のものから病理的水準まで，連続的かつ密接な関係がある[16]，と。摂食障害患者は，「やせる」ためにはときとして手段を選ばないことがある。規制薬物に手を染めることはもとより，近年，深刻な肝障害によって死亡事例が報告されている中国の健康食品（それらの食品にはエフェドリンの原材料であるマオウが含まれていることが多い）を買い漁っては，過量に摂取したりもする[14]。

それでは，EDにおけるSUDの問題に注目することの臨床的意義は何なのであろうか？　それは決して，薬事法や麻向法といった法令に抵触し，健康被害の危険性があるから，といった理由だけによるものではない。先行研究は，「やせ薬」としての作用を持つコカインや覚せい剤を乱用すればかえって過食は悪化し[33]，物質使用や排出行動が続くかぎりは食行動異常が改善しないことを明らかにしている[28]。ED臨床では，患者の広範な精神作用物質の使用に対する目配りもまた，食行動の推移とともに必要なのである。

2．自傷・自殺予防における意義

EDは，SUDだけでなく，リストカットなどの自傷行為と密接に関連していることが知られており，ファヴァッツァ（Favazza）[6]は，自傷行為，SUD，EDを「『故意に自分の健康を害する』症候群（deliberate self-harm syndrome）」の三徴として提唱しているほどである。実際，精神科通院患者[24]や一般の女子高校生を対象とした調査[35]でも，自傷行為の経験，さらにはその頻度は，摂食障害傾向を反映する大食症質問票（BITE；Bulimia Investigatory Test of Edinburgh）[27]の得点と有意かつ連続的な正の相関関

係にあることが明らかにされている。

　さらに，精神科通院中の自傷患者に対しても，ED症状が併存することは近い将来における深刻な自殺行動のリスクを高めることが明らかにされている。筆者ら[25]は，精神科通院中の女性自傷患者81名を3年間追跡したことがある。その結果，3年間追跡し得た67名のうち，50名（74.6％）が何らかの自己破壊行動を行っており，15名（22.4％）が致死性の高い自己破壊的行動（医療機関で治療が行われなければ明らかに死亡していたと考えられる身体損傷を伴うもの）におよんでいたことが明らかにされた。そして，この致死性の高い自己破壊的行動を従属変数として臨床的変数を多変量解析で検討したところ，最も密接に関連していたのは，大食症質問票[27]の得点によって示されるED傾向——特に過食・嘔吐——であったのである。

　意外に指摘されていないが，EDは自殺と密接に関連する病態である。ハリスとバラクロウ（Harris & Barraclough[7]）のメタ分析によれば，患者の自殺死亡率が最も高い精神障害の診断は摂食障害である。また，SUDもまた自殺のリスク要因である。事実，海外にはアルコール・薬物乱用が自殺のリスク要因であることを示す研究が枚挙にいとまがないほど存在している[3,5]。その意味では，本稿の主題であるEDとSUDが併存した場合，それぞれのリスクは相互に加重されることとなり，自殺リスクがきわめて高い病態となることを忘れてはならないだろう。

おわりに

　本章では，EDとSUDの関連について，海外の研究をレビューし，その病因論に関する仮説を整理し，主に自身のこれまでの研究を紹介した。さらに，ED・SUD併存例が持つ臨床的意義について私見を述べた。

　SUDはしばしば「否認の病」といわれるが，実際の臨床において遭遇することが少なくないのは，精神科医自身がSUDを否認するといった事態である。その意味では，一般のED臨床においてSUDを看過することがないように注意することが大切であると思われる。

文　献

1) Abraham, S. F., Beumant, P. J. V.：How patients describe bulimia or binge eating. Psychol Med, 12；625-635，1982.
2) American Psychiatry Association：Diagnostic and Statistical Manual of Mental Disorders, 4th ed. APA, Washington, D. C., 1994.
3) Barraclough, B., Bunch, J, Nelson, B., et al.：A hundred cases of suicide：Clinical aspects. Br J Psychiatry, 125；355-373，1974.
4) Cochrane, C., Malcom, R., Breworton, T.：The role of weight control as a motivation for cocaine abuse. Addict Behav, 23；201-207，1998.
5) Chynoweth, R., Tonge, J. I., Armstrong, J.：Suicide in Brisbane：A retrospective psychosocial study. Aust NZ J Psychiatry, 14；37-45，1980.
6) Favazza, A. R.：Bodies under Siege：Self-mutilationand Body Modification in Culture and Psychiatry, 2nd ed. The Johns Hopkins University Press, Baltimore, 1996（松本俊彦監訳：自傷の文化精神医学―包囲された身体．金剛出版，2009）.
7) Harris, E. C., Barraclough, B.：Suicide as an outcome for mental disorders. A meta-analysis. Br J Psychiatry, 170；205-228，1997.
8) Holderness, C. C., Brooks-Gunn, J., Warren, M. P.：Co-morbidity of eating disorders and substance abuse. Review of literature. Int J Eat Disord, 16；1-34，1994.
9) Hudson, J. I., Weiss, R. D., Pope, H. G., et al.：Eating disorders in hospitalized substance abusers. Am J Drug Alcohol Abuse, 18；75-85，1992.
10) Iwasaki, Y., Mastunaga, H., Kiriike, N., et al.：Comorbidity of axis I disorders among eating-disordered subjects in Japan. Compr Psychiatry, 41；451-460，2000.
11) Jonas, J. M., Gold, M. S, Sweeny, D., et al.：Eating disorders and cocaine abuse：A survey of 259 cocaine abusers. J Clin Psychiatry, 48；47-50，1987.
12) Katzmann, M. A., Greenberg, A., Marcus, F. D.：Bulimia in opiate-addicted women：Developmental cousin and relapse factor. J Subst Abuse Treat, 8；107-112, 1991.
13) 小沼杏坪：覚せい剤中毒の多面的臨床類型．精神経誌，86；315-339，1984.
14) 厚生労働省ホームページ：http://www.mhlw.go.jp/index.html
15) Krahn, D.：The relationship of eating disorders and substance abuse. J Subst Abuse, 3；239-253，1991.
16) Krahn, D., Kurth, C., Demitrack, M., et al.：The relationship of dieting severity and bulimic behaviorsto alcohol and other drug use in young women. J Subst Abuse, 4；341-353，1992.
17) Lacey, J. H., Evans, C. D. H.：The impulvist：A multi-impulsive personality disorder. Br J Addict, 81；641-649，1986.
18) 松本俊彦：最近の覚せい剤乱用者の臨床的特徴について―加熱吸煙乱用者の臨床的特徴について．精神経誌，102；498-513，2000.
19) 松本俊彦，宮川朋大，矢花辰夫ほか：女性覚せい剤乱用者における摂食障害の併存に

ついて（第1報）．精神医学，42；1153-1160，2000．
20) 松本俊彦，宮川朋大，矢花辰夫ほか：女性覚せい剤乱用者における摂食障害の併存について（第2報）．精神医学，43；57-64，2001．
21) 松本俊彦，山口亜希子，宮川朋大ほか：アルコール乱用に続発して過食症を発症したBulimic alcoholics 2症例．精神医学，44；417-424，2002．
22) 松本俊彦，山口亜希子，上條敦史ほか：薬物乱用・依存・中毒者の自然経過と疾病概念に関する研究．薬物依存者の医療機関における類型について．厚生科学研究費補助金医薬安全総合研究事業「薬物依存・中毒者の予防，医療およびアフターケアのモデル化に関する研究（主任内村英幸）」平成13年度報告書．pp.7-19，2002．
23) 松本俊彦，山口亜希子，上條敦史ほか：女性物質使用障害における摂食障害：乱用物質と摂食障害の関係について．精神医学，45；2003．
24) Matsumoto, T., Azekawa, T., Yamaguchi, A., et al.：Habitual self-mutilation in Japan. Psychiatr Clin Neurosci, 58；191-198，2004．
25) 松本俊彦，阿瀬川孝治，伊丹昭ほか：自己切傷患者における致死的な「故意に自分を傷つける行為」のリスク要因：3年間の追跡調査．精神経誌，110；475-487，2008．
26) Nagata, T., Kawarada, Y., Iketani, T., et al.：Multi-impulsivity of Japanese patients with eating disorders：Primary and secondary impulsivity. Psychiatry Res, 94；239-250，2000．
27) 中井義勝，濱垣誠司，高木隆郎：大食症質問票　Bulimic Investigatory Test, Edinburgh（BITE）の有用性と神経性大食症の実態調査．精神医学，40；711-716，1998．
28) Newman, M. W., Gold, M. S.：Preliminary findings of pattern of substance abuse in eating disorder patients. Am J Drug Alcohol Abuse, 18；207-211，1992．
29) 斉藤正好，寺田賢，斉藤徹ほか：Methamphetamine 連続投与ラットの体重，飼料摂取量，血液の生化学的測定値および性周期の変動について．実験動物，43；747-754，1995．
30) Scott, D. W.：Alcohol and food abuse：Some comparisons. Br J Addict, 78；339-349，1983．
31) Suzuki, K., Higuchi, S., Yamada, K., et al.：Young female alcoholics with and without eating disorders：Acomparative study in Japan. Am J Psychiatry, 150；1053-1058，1993．
32) Walfish, S., Stenmark, D. E., Sarco, D., et al.：Incidence of bulimia in substance misusing women in residential treatment. Int J Addict, 27；425-433，1992．
33) Wiederman, M. W., Pryor, T.：Substance use among women with eating disorders. Int J Eat Disord, 20；163-168，1996．
34) Wolfe, W. L., Maisto, S. A.：The relationship between eating disorders and substance use：moving beyond co-prevalence research. Clin Psychol Rev, 20；619-631，2000．
35) 山口亜希子，松本俊彦：女子高校生における自傷行為—喫煙・飲酒，ピアス，過食傾向との関係．精神医学，47：515-522，2005．

第4章

薬物依存と発達障害
――薬物依存臨床における注意欠如・多動性障害傾向をもつ成人の特徴――

はじめに

　薬物依存臨床で遭遇する発達障害といえば，広汎性発達障害（pervasive developmental disorder：PDD）よりも，圧倒的に注意欠如・多動性障害（attention-deficit/hyperactivity disorder：AD/HD）が多い。その一端は，たとえば各地のダルクが毎年主催しているダルク・フォーラム，あるいは，自助グループであるナルコティックス・アノニマス（Narcotics Anonymous：NA）のオープンミーティングの会場でも垣間見ることができる。筆者はそうした集まりで講演をすることがあるが，その際，参加する薬物依存者の中には一定の割合でひどく落ち着きのない者が混じっている。講演中にもかかわらず，意味もなく席を立ったり座ったり，会場を出たり入ったりし，あるいは，鼻歌まじりに会場を歩き回る。その態度は決して悪意を感じさせるものではなく，それどころかどこかかわいげさえあり，不思議ととがめる気持ちにはならない種類のものである。
　筆者の臨床経験を振り返っても，「あのケースはAD/HDとしかいいようがないな」と感じた成人の薬物依存症例はすぐに何例か思い当たる。
　たとえば，ある覚せい剤依存の男性症例は，児童期にAD/HDという診断のもと，メチルフェニデート（methylphenidate；MPH）による薬物療法を受けたことがあったという。薬物療法の効果はてきめんだった。彼は，教室で落ち着いて授業を受けられるようになり，粗暴なふるまいをしなくなった。しかしその一方で，彼は内心で傷ついていた。「自分は，薬がないとダメな病人なのか」と思ったのだという。

そんなわけで，まもなく彼は服薬を中断し，児童精神科への通院をやめた。彼は再び粗暴な少年となり，騒がしさのせいで教師や級友から疎まれ，教室から遠ざけられた。青年期になると，彼は反社会的な集団に所属し，そこで覚せい剤を覚えた。はじめて覚せい剤を使ったときに彼が感じたのは，それがMPHと同じように自分を穏やかにさせ，物事に集中して取り組めるようにしてくれる効果であった。「病人と思われるのは嫌だが，ワルと思われるのはかっこいい」。彼は，覚せい剤を常用するようになり，数年後，覚せい剤依存患者として筆者の前に現れることとなったわけである。

この症例の治療を担当したのは10年以上も昔のことだが，彼の治療は実に難渋した。というのも，薬物使用が続いている時期には，とても覚せい剤を使っているとは思えないほど穏やかであったが，ひとたび断薬すると，激しい焦燥感に苛まれ，ささいなことで激昂して，文字通り「手がつけられない」状態が長期にわたって遷延したからである。そのときの劇的な変化は，筆者をして，この患者は覚せい剤という精神刺激薬でAD/HDの治療をしていたのではないかと思わせるに十分なインパクトがあった。

さて，本章では，AD/HD症状と薬物乱用・依存との関連，ならびにAD/HDを併存する薬物依存患者の臨床的特徴について，海外の先行知見を整理するとともに，筆者自身が試みてきた研究を紹介したい。

I 児童期におけるAD/HDエピソードと薬物乱用・依存との関係

周知のように，AD/HDは，不注意，多動性，衝動性を特徴とする持続性の行動障害である。その特徴は幼児期より認められ，児童期にはさまざまな適応上の問題を生じ，孤立，否定的な自己評価，不安・抑うつなどに悩むことも少なくない。多くは成長とともに多動性・衝動性は減少するが，一部で思春期・青年期に症状が残遺し，素行障害を併発して非行，暴力などの反社会的な問題行動を呈することがある[28]。薬物乱用もそうした問題の一つと捉えることができるが，その一方で，否定的な自己イメージを改善するための「自己治療」的側面があるという指摘もある[11]。

実際，多くの研究がAD/HDと薬物依存との密接な関連を指摘している。

モデスティンとウルムル（Modestin & Wurmle[22]）は，コカイン，ヘロイン，マリファナ依存者ではAD/HDの既往をもつ者が高率に認められると報告しており，アヴィラム（Aviram）ら[1]に至っては，AD/HDをアルコール・薬物使用障害における最も一般的な合併精神障害とまで断言している。さらに，ココレス（Cocores）ら[6]，ならびにキャロルとウィレンスら（Carroll[4]，Wilens[29]）は，幼少期におけるAD/HDのエピソードは，将来における物質使用障害の発症を促進すると指摘し，また，モリーナ（Molina[23]）によれば，青年期までAD/HD症状が残遺している場合には特にそのリスクが高いという。

　こうしたAD/HDと薬物依存との関連が直接的なものなのか，あるいは，間接的なものなのかについてはさまざまな議論があり，いまだに結論は出ていない。直接的な関連を指摘する研究者は，AD/HDの既往をもつ薬物乱用・依存者の乱用物質の選択に注目している。クルーレ（Clure）ら[5]，ならびにキャロル[4]は，AD/HDの既往をもつ薬物乱用・依存者の中で最も多く選択されている物質は，中枢刺激薬であるコカインであると指摘している。また，リー（Lee）ら[15]は，児童期にAD/HDのエピソードを有する者が，将来，物質使用障害罹患の相対リスクを主乱用物質別に算出しており，その結果はコカイン2.05倍，アルコール1.74倍，マリファナ1.58倍というものであった。さらに，ウィレンスら[30]は，MPHによる薬物療法は，AD/HD児の自己評価を高めるためだけでなく，将来における物質使用障害の発症を抑制すると指摘し，AD/HDエピソードをもつ薬物依存者における物質乱用・依存の背景には，慢性的ドーパミン欠乏状態を改善するための「自己治療」としての側面がある可能性を推測している。

　しかしその一方で，こうした見解に否定的な報告もある[2,3,7,18]。リンスキーとホール（Lynskey & Hall）のメタ分析[18]によれば，過去のAD/HDエピソードは，女性では後年の物質使用障害罹患と関連するが，男性では関連しないという。また，AD/HDエピソード単独では後年の物質使用障害発症は予測できず，AD/HDに素行障害が併発してはじめて物質使用障害の発症を予測できるという報告もある[23]。さらにハーティ（Harty）ら[9]は，児童期AD/HDエピソードに対する中枢刺激薬治療は，後年における物質使用障害の発症を抑制しないと，ウィレンスら[29,30]の報告と真っ向から対立する見解を述べている。

Ⅱ　AD/HD を伴う成人薬物依存患者の臨床的特徴と評価

　冒頭でも触れたように，物質依存の臨床現場では，本来，児童期より徐々に消退する AD/HD 症状が，青年期に入っても消退せず，成人期に至っても遷延・残遺している症例と遭遇することがまれではない。

　物質依存患者に併存する AD/HD の評価は，きわめて重要な臨床的意義がある。というのも，AD/HD の物質依存患者は，物質依存の治療経過に無視できない影響を及ぼす可能性があり，治療の方法や構造を決定する際に必ず考慮する必要があるからである。たとえば，レヴァイン（Levine）ら[17]は，AD/HD を併存する薬物依存は治療が困難であると指摘し，クリントバーガー（Klinteberg）ら[13]およびクーシャ（Kousha）ら[14]は，AD/HD を併存する物質依存患者は，気分障害やパーソナリティ障害といった他の精神障害を併存する割合が高く，他害的暴力や自殺といった，衝動的，攻撃的行動を呈する者が多いことを明らかにしている。

　その他にも，AD/HD を合併するコカイン乱用者では，より若年で乱用が開始され，使用量および頻度が重篤で，アルコール乱用が併発している場合が多いという指摘がある[4]。さらにわが国でも，鈴木と武田[25]は，AD/HD を併存するアルコール依存者は，年齢が若く，薬物乱用を合併し，離脱期の焦燥感が強く，院内飲酒やその他のトラブルによって入院治療が中断してしまうことが多いことを報告している。その一方で，ゲリック（Gehricke）ら[8]は，AD/HD を伴う成人薬物依存患者では，AD/HD 症状の改善もしくは悪化に伴って，薬物依存も改善もしくは悪化し，AD/HD 治療薬である MPH を投与することで，薬物に対する渇望を減弱させることができると指摘している。

　とはいえ，成人薬物依存患者の AD/HD を診断するのは容易ではない。何よりもまず現在の AD/HD 症状の同定が困難である。というのも，AD/HD 症状と乱用物質の離脱症状との鑑別はしばしば困難であり，筆者の印象では 3〜6 カ月の断薬を経ないと判断できないからである。また，他の精神障害の併存率も高いので，そういった精神障害の症状との区別も必要がある。しかし，それ以上に困難をきわめるのは，過去の AD/HD エピソード

表1 本人回答用（ヴェンダー・ユタ評価尺度）

あなたが，まだ小さな子どものころ，下に書いてあるような特徴がありましたか？
あてはまるものに○をつけてください。

子どものころの行動についての質問です。0～4のあてはまる番号に○をつけてください。 答え方：まったくない＝0　たまに＝1　ときどき＝2　しばしば＝3　しょっちゅう＝4	0 まったくない	1 たまに	2 ときどき	3 しばしば	4 しょっちゅう
子どものとき，下に書いてあるような特徴がありましたか？					
1　集中できない。すぐに飽きる					
2　不安　心配性					
3　神経質　そわそわする					
4　ボーっとしている。日中も夢みがち					
5　短気　すぐにカッとする					
6　怒りの爆発　癇癪もち　神経過敏で怒りやすい					
7　細かい所にこだわる。続けられない。始めたことをやりとげられない					
8　頑固　強情					
9　悲しい　ゆううつ　不幸せ					
10　両親にさからう。言うことをきかない。生意気					
11　自分の意見がない					
12　イライラしやすい					
13　不機嫌　むらっ気					
14　怒りっぽい					
15　考えずに行動する。衝動的（すぐに行動してしまう）					
16　未熟な傾向　年齢より幼い					
17　自分を責める。後悔することが多い					
18　自分をコントロールする力を失いやすい					
19　非合理的（むだが多かったり能率が悪い）である。感情的な行動が多い					
20　他の子のことを知らない。長い間友だちでいられない。他の子とうまくやっていけない					
21　他のひとの立場でものをみることができない					
22　権威者（偉い人）とトラブルを起こす。学校でトラブルを起こす。校長室へ行く					
子どものとき，学校で下に書いてあるような生徒でしたか？					
23　飲み込みが遅く，成績の悪い生徒					
24　算数や数学が苦手					
25　能力を発揮できない					

の評価である。Adult AD/HD の診断基準を満たすには,「7 歳以前における AD/HD 症状の存在」を確認しなければならないが,これが実に難しいのである。というのも,少なくない薬物乱用・依存患者が崩壊家庭で生育しており,幼少期の患者に関して客観的な情報を得ようとしても,養育者の協力が得にくい状況にあり,また,幼少期に虐待などの被害に遭遇している者も多く,多動や注意欠如の症状と外傷性の症状との区別が困難だからである。

このように成人薬物依存患者における AD/HD 診断にはさまざまな問題があるが,そうした問題を克服するために開発された自記式評価尺度がヴェンダー・ユタ評価尺度(Wender Utah Rating Scale;WURS)である。WURS は,ユタ大学のヴェンダー(Wender)らのグループが adult AD/HD の調査を行うにあたって作成した評価尺度である(表 1)[26]。すでに述べたように,大人の AD/HD の診断には,7 歳以前の AD/HD のエピソードを証明する必要があるが,養育者からの協力が得られない場合が多かったことから,養育者からの側副情報なしに AD/HD を診断できるツールが必要とされていた。そこでウォード(Ward)ら[26]は,ヴェンダー著『The Hyperactive Child』[27]に記載されている症候から 61 項目の質問を作り,さらに,成人サンプルにおいて児童期の AD/HD あり群/なし群間の比較で有意差の認められた質問 25 項目を抜粋した。回答方法は,「まったくない」= 0,「たまに」= 1,「ときどき」= 2,「しばしば」= 3,「しょっちゅう」= 4 の 5 件法によっており,満点が 100 点となっている。

ウォードら[26]によれば,WURS の総得点は,親による評価得点と有意な相関を示し,成人サンプルでは,WURS 得点のカットオフ 36 点と設定すると,AD/HD 群の 96% と健常対照群の 96% を同定でき,カットオフ 46 点と設定すると,AD/HD 群の 86% と疾患対照群(単極性うつ病患者)の 81%,健常対照群の 99% を同定できたという。問題となるのは,WURS では,質問の対象時期を 7 歳未満に限定しておらず,「子どものときに」という漠然とした質問をしている点であろうが,ひとまず臨床診断を指標とした外的妥当性が証明されている。

もっとも,WURS による幼少期における AD/HD エピソードの同定は,面接および側副情報(通知表など)を用いた臨床診断に比べて過剰診断となる傾向があるかもしれない。たとえば,コカイン依存患者の中で幼

少期 AD/HD エピソードをもつ者の割合は，面接調査・側副情報では 11 〜 40.6％[5, 16, 23, 24, 31]という範囲であるのに対し，WURS では 50％[10]と高率になる。ただし，いずれの診断方法を用いても，AD/HD エピソードをもつコカイン依存患者の臨床的特徴（衝動的，攻撃的，早期発症，高率な併存精神障害）は一致している。その意味では，WURS は特異度よりも感度に優れた評価尺度といえるのかもしれない。将来，日本語版 WURS のような尺度の標準化がなされれば，わが国における AD/HD を併存する成人薬物依存患者の研究は，目覚ましく進歩するであろう。

III　わが国における AD/HD と薬物乱用・依存との関連

　海外とは異なり，これまでわが国では，AD/HD と薬物依存との関連を主題にした研究は皆無に等しかった。少なくとも筆者は，この点に問題意識をもつ児童精神科医と出会ったことがなかった。それどころか，ある児童精神科医から，「それは薬物汚染が広がっている海外ならではの現象であって，日本では『神話』でしかない」と指摘されたこともある。しかし，筆者らの臨床実感でいえば，AD/HD と薬物依存との関連が「神話」であると断じること自体，依存症という「否認の病」を「否認」しているようにも思われる。
　そこで筆者らは，薬物依存専門病院入院患者や刑務所服役中の薬物乱用・依存者といった多数例で，AD/HD と薬物依存との関連を検討してみることとした[19〜21]。その際，上述した理由によりただでさえ家族からの側副情報が得にくいのに加え，多数例に対して診断面接を実施するのは困難と考え，試験的に WURS を用いて幼少期の AD/HD エピソードを評価することとした。なお，日本語版 WURS は，原著者の許可のもと逆翻訳などの手続きを経て作成した[19]。

1．幼少期 AD/HD エピソードと薬物乱用・依存との関連
　筆者らが最初に日本語版 WURS を実施した対象は，薬物依存専門病院入院中の男性覚せい剤依存患者 34 名であった[19]。その際，WURS 各項目間のCronbach's α 係数は 0.958 と十分に高く，内部一貫性は担保されていると考

表2 男性覚せい剤依存患者 WURS 高得点群と低得点群における教育歴, 物質使用歴, 自他に対する破壊的行動の比較 (文献19より抜粋)

	WURS 高得点群 (≧46) N = 19	WURS 低得点群 (<46) N = 15	χ^2/t	p-value
年齢 (歳)	34.0 ± 4.9	35.3 ± 11.5	0.44	0.663
小・中学校時代の不登校	63.2%	20.0%	6.333	0.012
高校卒業以上の学歴	31.6%	13.3%	1.313	0.252
喫煙初経験年齢 (歳)	13.9 ± 1.5	13.7 ± 2.5	0.272	0.788
飲酒初経験年齢 (歳)	14.9 ± 2.1	14.4 ± 4.3	0.445	0.660
違法薬物初使用年齢 (歳)	15.6 ± 2.4	19.6 ± 8.0	2.071	0.047
覚せい剤使用開始年齢 (歳)	19.6 ± 7.1	22.0 ± 7.8	0.904	0.377
覚せい剤使用期間 (年)	14.4 ± 6.9	12.2 ± 7.6	0.849	0.403
自傷行為の経験	66.7%	53.3%	0.609	0.435
自殺企図の経験	42.1%	46.7%	0.203	0.653
人に対して粗暴な傾向	36.8%	20.0%	1.145	0.285
物に対して粗暴な傾向	68.4%	26.7%	5.846	0.016
BDI	28.2 ± 11.2	18.2 ± 12.0	2.486	0.019

WURS: Wender Utah Rating Scale, BDI: Beck Depression Inventory

えられた。

さらに対象34名を, 英語版のカットオフである46点を境に, 46点以上の「WURS 高得点群 (19名;55.9%)」と46点未満の「WURS 低得点群 (15名;44.1%)」の二群に分類し, この二群間で, 自記式質問票で収集した, 生活歴上のイベントや物質使用歴, 自他に対する破壊的行動の既往, ならびに, 併存精神障害の間接的な指標として実施したベックうつ病尺度 (Beck Depression Inventory; BDI) 得点を比較した (**表2**)。その結果, WURS 高得点群では, 小・中学校時代の不登校の既往をもつ者が有意に多く, 違法薬物の初使用年齢が有意に低く, 物に対する粗暴な傾向を自覚する者が有意に多く, BDI 得点が有意に高かった[19]。

これらの結果は, AD/HD の既往をもつ男性覚せい剤依存患者では, 小・中学校時代という早期より適応上の問題を抱えており, 早くから違法薬物の使用を開始し, 他者に対する攻撃性が顕著であり, うつ病性障害などの薬物乱用・依存以外のメンタルヘルス問題を抱えている可能性を示唆している。これらはいずれも, キャロル[4]やクリントバーグ (Klinteberg) ら[13],

表3 少年刑務所被収容者薬物乱用群と非乱用群における教育歴，喫煙・飲酒歴，WURS 得点の比較（文献 21 より抜粋）

	薬物非乱用群 N = 413	薬物乱用群 N = 280	t/χ^2	p-value
調査時年齢（歳）	23.5 ± 2.4	23.0 ± 2.3	3.18	0.002
高校卒業以上の教育歴	42.1%	17.9%	44.95	< 0.001
喫煙初経験年齢（歳）	15.4 ± 2.6	13.3 ± 2.0	10.58	< 0.001
飲酒初経験年齢（歳）	15.7 ± 3.2	13.8 ± 2.5	8.61	< 0.001
WURS 得点	35.5 ± 17.6	41.4 ± 17.0	4.53	< 0.001
WURS ≧ 46	110（26.6%）	118（40.5%）	17.881	< 0.001

WURS：Wender Utah Rating Scale

クーシャら[14]が，面接調査と側副情報によって明らかにした，AD/HD を併存する薬物依存患者の特徴と一致し，ホーナー（Hornor）[10]が英語版の WURS を用いて明らかにした，幼少期 AD/HD エピソードをもつ薬物依存患者の特徴とも一致している。したがって，われわれの調査結果は，日本語版 WURS には交差妥当性があることを支持している（ただし，日本語版 WURS のカットオフは明らかになっておらず，この調査結果である男性覚せい剤依存患者の 55.9％に認められた WURS 高得点群は，そのまま幼少期 AD/HD エピソードをもつ者の割合を意味するものではない）。

さらに筆者らは同様の調査を，少年刑務所に服役中の男性を対象として実施した。同時期に服役していた者のうち，覚せい剤，有機溶剤，大麻のいずれか一つの薬物乱用を呈していた者 280 名を「薬物乱用群」とし，いっさいの薬物乱用歴がない者 413 名を「薬物非乱用群」と定義し，教育歴や，喫煙・飲酒という社会的に容認されている物質の使用歴，WURS 得点についてこの 2 群間で比較を行った[21]。その結果，薬物乱用群では，高校卒業以上の教育歴の者が有意に少なく，喫煙・飲酒の初経験年齢が低く，WURS 得点も有意に高いことが明らかになった（表3）。

この調査結果を，先に述べた薬物依存専門病院での調査結果と合わせて考えると，どうやら薬物乱用，WURS 得点の高さ，早期からの不適応や教育の頓挫，物質使用の早期出現は相互に関連している可能性がある。要するに，幼少期 AD/HD エピソードと薬物乱用・依存とのあいだには何らかの関連

表4 覚せい剤依存患者と有機溶剤依存患者とのあいだにおける教育歴，物質使用歴，WURS 得点の比較（文献 20 より抜粋）

	覚せい剤依存患者 n = 54	有機溶剤依存患者 n = 12	t/χ^2	p
入院時年齢（歳）	32.8±7.8	31.8±8.1	0.428	0.681
性比率（男性率）	63.0%	50.0%	0.691	0.406
高校中退以下の学歴（%）	30.2%	75%	8.301	0.004
喫煙初経験年齢（歳）	14.2±2.1	13.1±2.2	1.489	0.156
飲酒初経験年齢（歳）	15.0±2.9	12.9±3.1	2.119	0.038
薬物使用開始年齢（歳）	17.3±5.0	17.4±6.2	0.038	0.971
WURS 得点	46.9±26.7	65.2±19.6	2.710	0.013
WURS ≧ 46	55.6%	83.3%	2.459	0.075

WURS：Wender Utah Rating Scale

がある可能性がある。

2．幼少期 AD/HD エピソードと物質選択の問題

次に筆者らが関心をもったのは，幼少期 AD/HD エピソードの存在は，薬物乱用・依存者の乱用物質の選択に何らかの影響を与えるのかという問題であった。すでに述べたように，海外では AD/HD の既往をもつ薬物乱用・依存者は，乱用物質としてコカインのような精神刺激薬を選択して自己治療をしているという説があり，それが AD/HD と薬物依存との関連が直接的なものであると主張する立場の根拠の一つとなっていた[4,10]。もしもこの仮説が正しければ，わが国の覚せい剤乱用・依存者にもあてはまる可能性がある。すなわち，AD/HD 的傾向をもつ薬物依存者であれば，有機溶剤のような中枢抑制的に作用する物質よりも，精神刺激薬そのものである覚せい剤を選択するはずである。そのことを検討するために，やはり薬物依存専門病院と少年刑務所のデータの分析を試みた。

まずわれわれは，薬物依存専門病院入院中の覚せい剤依存患者 54 名と有機溶剤依存患者 12 名とのあいだで，教育歴や物質使用歴，ならびに WURS 得点の比較を行った[20]。その結果，覚せい剤依存患者よりもむしろ有機溶剤依存患者の方で教育を中途で頓挫している者が多く，飲酒経験年齢が低く，WURS 得点がはるかに高いことが明らかになった（**表 4**）[20]。

表5 少年刑務所被収容者の薬物非乱用群，覚せい剤群，有機溶剤群，大麻群における教育歴，喫煙・飲酒歴，WURS 得点の比較（文献 21 より抜粋）

	薬物非乱用群 N=413	覚せい剤群 N=190	有機溶剤群 N=53	大麻群 N=37	F/χ^2	p-value
調査時年齢（歳）	23.5±2.4	24.4±2.2	23.0±2.2	23.4±2.1	9.69	<0.001a
高校卒業以上の教育歴	42.1%	19.6%	3.8%	29.7%	52.4	<0.001
喫煙初経験年齢（歳）	15.4±2.6	13.3±1.9	13.2±2.0	13.6±2.8	0.34	<0.001b
飲酒初経験年齢（歳）	15.7±3.2	13.7±2.6	13.9±2.0	13.8±2.9	0.05	<0.001c
WURS 得点	35.5±17.6	41.4±16.4	45.8±17.6	35.2±17.1	4.29	<0.001d
WURS ≧ 46	26.6%	40.8%	58.5%	24.3%	29.8	<0.001

a：Bonferroni'spost hoc test：non-abusers>MAP, p<0.001, MAP>inhalant, p = 0.001
b：Bonferroni'spost hoc test：non-abusers>MAP, inhalant, cannabis, p<0.001
c：Bonferroni'spost hoc test：non-abusers>MAP, inhalant, p<0.001, non-abusers>cannabis, p=0.001
d：Bonferroni'spost hoc test：non-abusers>MAP, inhalant, p<0.001, inhalant>cannabis, p=0.025
WURS：Wender Utah Rating Scale

　続いて同様の分析を少年刑務所サンプルでも行った[21]。前述した 280 名の薬物乱用群を，主乱用薬によって「覚せい剤群（190 名）」「有機溶剤群（53 名）」「大麻群（37 名）」に分類し，これに薬物非乱用群 413 名を加えた 4 群間で，教育歴，喫煙・飲酒の初経験年齢，WURS 得点を比較した。その結果，ここでもやはり有機溶剤群が教育からの早期離脱者が最も多く，WURS 得点が最も高かった（表5）[21]。

　これら二つの分析結果が示唆しているのは，次のようなことである。すなわち，WURS 高得点，教育からの早期離脱といった特徴のある，AD/HD エピソードが疑われる薬物乱用・依存者は，乱用薬物として覚せい剤ではなく有機溶剤を選択する傾向がある。いうまでもなく，有機溶剤は中枢抑制的な作用をもつ物質であり，薬理学的に，AD/HD 症状に対する直接的な治療効果は期待できない。

　しかし，これらの結果をもって，AD/HD 傾向をもつ薬物乱用・依存者における自己治療的な乱用物質の選択を否定することはできない。有機溶剤は，薬物乱用・依存者が最初に出会う薬物として，「入門的薬物（gateway drug）」と呼ばれている。一般に有機溶剤は，非行集団内における集団使用というかたちで初経験され，その体験を通じて，薬物全般に対する心理的抵抗感が減弱し，より「ハードな」薬物の乱用への「門（gate）」が開かれる。

その意味では，有機溶剤とは，本来，「卒業」すべき薬物，あるいは，克服されるべき薬物といえるかもしれない。事実，覚せい剤乱用・依存者の多くは，覚せい剤以前に有機溶剤の使用経験をもっているが，少なくとも有機溶剤の段階では薬物に耽溺することなく通り過ぎるという印象がある。しかし，それにもかかわらず一部の者は，最初に出会った，比較的「ソフトな」薬物である有機溶剤にそのままとどまり，仲間内での集団使用から単独使用へと移行した末に，有機溶剤依存として事例化するのである。

われわれの研究が示しているのは，そのような背景が推測される有機溶剤乱用・依存者において，幼少期の多動・注意欠如が認められ，教育からの早期離脱者も多いという事実なのである。また，同じ覚せい剤依存患者のあいだでも，WURS高得点を示す者はBDI得点が高く，主観的な抑うつ感が強いことが推測された。これらのことは，有機溶剤乱用・依存者の多くが薬物使用開始前より，主観的な「不適応感」や「孤立感」といった，何らかの「生きづらさ」を抱えていた可能性を示唆するとはいえないだろうか？　そして，有機溶剤には，AD/HD症状そのものに対する直接的な治療効果はないにしても，AD/HDの二次障害に対する治療効果——すなわち，間接的な効果——をもっている可能性はないだろうか？

カンツィアンとアルバニーズ（Khantzian & Albanese）[12]は，自己治療的な物質選択と薬物依存者の心理的苦痛との関連について，ヘロイン使用のような麻薬系鎮痛薬は激しい怒りと，アルコールやベンゾジアゼピンの使用は対人場面での不安や緊張と，コカイン使用は抑うつ気分と，それぞれ密接な関連があると指摘している。その文脈に従えば，有機溶剤が，AD/HD症状自体ではなく，そこから二次的に派生する不安や怒りといった心理的苦痛に対する自己治療として用いられている可能性は十分に考えられるであろう。

おわりに

本章では，薬物乱用・依存者におけるAD/HDの併存率や関連性に関する海外の先行研究を整理した。その上で，幼少期のAD/HD挿話を評価するための自記式評価尺度である日本語版WURSを用いて，幼少期AD/HD

的傾向と成人期の薬物乱用・依存との関連を検討した，筆者らの研究を紹介した．

われわれの研究では，海外の研究と同様，わが国でも幼少期のAD/HD的傾向は成人後の薬物乱用・依存と関連していたが，その関連は覚せい剤乱用・依存者よりも有機溶剤乱用・依存者で特に顕著であった．これらは，海外の先行研究が指摘する，「AD/HD症状に対する治療効果を期待した物質選択」を支持しなかった．しかし，このことは，本稿の冒頭で紹介したように，覚せい剤依存の背景にそのAD/HD症状に対する直接的な治療効果が影響している症例の存在を否定するものではない．また，有機溶剤乱用・依存者の場合にも，乱用物質選択の背景には，AD/HDの二次障害への自己治療としての意図が含まれている可能性が推測された．

わが国では，薬物乱用・依存は，ともすれば犯罪として，あるいは，そこまでいかないにしても「労多くして実り少ない」精神保健的問題として，精神科医療関係者から忌避される傾向がある．しかし，「自己治療」という観点から，薬物乱用・依存者が長年抱えてきたであろう心理的苦痛に注目すれば，何らかの精神医学的問題が見出せることがまれではない．薬物乱用・依存者の心理的苦痛に対する「自己治療」という作業仮説は，薬物乱用・依存者に対する理解を深め，きめ細やかな個別的支援に有用である可能性がある．

文　献

1) Aviram, R. B., Rhum, M., Levine, F. R.: Psychotherapy of adults with comorbid attention-deficit/hyperactivity disorder and psychoactive substance use disorder. J Psychother Pract Res, 10; 179-186, 2001.
2) Biederman, J. W. T., Mick, E., Faraone, S. V., et al.: Does attention-deficit hyperactivity disorder impact the developmental course of drug and alcohol abuse and dependence-Biol Psychiatry, 44; 269-273, 1998.
3) Carpentier, P. J., Knapen, L. J., van Gogh, M. T., et al.: Addiction in developmental perspective: Influence of conduct disorder severity, subtype, and attention-deficit hyperactivity disorder on problem severity and comorbidity in adults with opioid dependence. J Addict Dis, 31; 45-59, 2012.
4) Carroll, K. M.: History and significance of childhood attention deficit disorder in treatment-seeking cocaine abusers. Compr Psychiatry, 34; 75-82, 1993.
5) Clure, C. B. K., Saladin, M. E., Johnson, D., et al.: Attention-deficit/hyperactivity

disorder and substance use : Symptom pattern and drug choice. Am J Drug Alcohol Abuse, 25 ; 441-448, 1999.
6) Cocores, J. A., Mueller, P. S., Gold, M. S. : Cocaine abuse and adult attention deficit disorder. J Clin Psychiatry, 48 : 376-377, 1987.
7) Disney, E. R., Elkins, I. J., McGue, M., et al. : Effects of ADHD, conduct disorder, and gender on substance use and abuse in adolescence. Am J Psychiatry, 156 ; 1515-1521, 1999.
8) Gehricke, J. G., Hong, N., Wigal, T. L., et al. : ADHD medication reduces cotinine levels and withdrawal in smokers with ADHD. Pharmacol Biochem Behav, 98 ; 485-491, 2011.
9) Harty, S. C., Ivanov, I., Newcorn, J. H., et al. : The impact of conduct disorder and stimulant medication on later substance use in an ethnically diverse sample of individuals with attention-deficit/hyperactivity disorder in childhood. J Child Adolesc Psychopharmacol, 21 ; 331-339, 2011.
10) Horner, B. R. : Prevalence and implications of attention-deficit hyperactivity disorder among adolescents in treatment for substance abuse. J Am Acad Child Adolesc Psychiatry, 36 ; 30-36, 1997.
11) Khantzian, E. J. : Self-regulation and self-medication factors in alcoholism and the addictions : Similarities and differences. Recent Developments in Alcoholism (ed. by Galanter, M.). pp.251-277, Plenum, New York, 1990.
12) Khantzian, E. J., Albanese, M. J. : 7. Self-medication, psychiatric disorders, and emotional pain. Understanding Addiction as Self-medication. pp.49-59, Rowman & Littlefield Publishers, Lanham, 2008.
13) Klinteberg, B., Andersson, T., Magnusson, D. et al. : Hyperactive behavior in childhood as related to subsequent alcohol program and violent offending : A longitudinal study of male subjects. Personality Individual Differences, 15 ; 381-388, 1993.
14) Kousha, M., Shahrivar, Z., Alaghband-Rad, J. : Substance use disorder and ADHD : Is ADHD a particularly "specific" risk factor-JAtten Disord, 16 ; 325-332, 2011.
15) Lee, S. S., Humphreys, K. L., Flory, K., et al. : Prospective association of childhood attention-deficit/hyperactivity disorder (ADHD) and substance use and abuse/dependence : ameta-analytic review. Clin Psychol Rev, 31 ; 328-341, 2011.
16) Levine, F. R., Kleber, H. D. : Prevalence of adult attention-deficit hyperactivity disorder among cocaine abusers seeking treatment. Drug Alcohol Depend, 52 ; 15-25, 1998.
17) Levine, F. R., McDowell, D. M., Kleber, H. D. : Methylphenidate treatment for cocaine abusers with adult attention-deficit/hyperactivity disorder : A pilot study. J Clin Psychiatry, 59 ; 300-305, 1998.

18) Lynskey, M. T., Hall, W. : Attention deficit hyperactivity disorder and substance use disorders : Is there a causal link-Addiction, 96 ; 815-822, 2001.
19) 松本俊彦, 上條敦史, 山口亜希子ほか：覚せい剤依存症成人患者における注意欠陥/多動性障害の既往— Wender Utah Rating Scale を用いた予備的研究. 精神医学, 46; 89-97, 2004.
20) Matsumoto, T., Kamijo, A., Yamaguchi, A., et al. : Childhood histories of attention-deficit/hyperactivity disorders in Japanese methamphetamine and inhalant abusers : A preliminary report. Psychiatry Clin Neurosci, 59 ; 102-105, 2005.
21) Matsumoto, T., Yamaguchi, A., Asami, T., et al. : Drug preferences in illicit drug abusers with a childhood tendency of attention-deficit/hyperactivity disorder : A study using the Wender Utah Rating Scale in a Japanese prison. Psychiatry Clin Neurosci, 59 ; 311-319, 2005.
22) Modestin, J. M. B., Wurmle, O. : Antecedents of opioid dependence and personality disorder : Attention-deficit/hyperactivity disorder and conduct disorder. Eur Arch Psychiatry, 1 ; 42-47, 2001.
23) Molina, B. S. : Childhood predictors of adolescent substance use in a longitudinal study of children with ADHD. J Abnorm Psycho, 12 ; 497-507, 2003.
24) Sim, T. S., Domier, C. P., Richardson, K., et al. : Cognitive deficits among methamphetamine users with attention deficit hyperactivity disorder symptomatology. J Addict Dis, 21 ; 75-85, 2002.
25) 鈴木健二, 武田綾：注意欠陥多動性障害（ADHD）を伴うヤングアルコーリック自己記入式 ADHD チェックリスト（DSM-Ⅲ-R）を使用した研究. 精神医学, 43 ; 1011-1016, 2001.
26) Ward, M. F., Wender, P. H., Reimherr, F. W. : The Wender Utah Rating Scale : An aid in the retrospective diagnosis of childhood attention deficit hyperactivity disorder. Am J Psychiatry, 150 ; 885-890, 1993.
27) Wender, P. H. : The Hyperactive Child. Random House, New York, 1973.
28) Wender, P. H. : Attention-Deficit Hyperactivity Disorder in Adult. Oxford University Press, New York, 1995.
29) Wilens, T. E., Mick, E., Faraone, S. V., et al. : Attention deficit hyperactivity disorder (ADHD) is associated with early onset substance use disorders. J Nerv Ment Dis, 185 ; 475-482, 1997.
30) Wilens, T. E., Martelon, M., Joshi, G., et al. : Does ADHD predict substance-use disorders-A10-year follow-up study of young adults with ADHD. J Am Acad Child Adolesc Psychiatry, 50 ; 543-553, 2011.
31) Wise, B. K., Cuffe, S. P., Fisher, T. : Dual diagnosis and successful participation of adolescents in substance abuse treatment. J Subst Abuse Treat, 21 ; 161-165, 2001.

第5章

物質使用障害患者における自殺の危険因子とその性差
―― 年齢,乱用物質の種類,およびうつ病との関連 ――

はじめに

　物質使用障害(substance use disorder：SUD)は,自殺の重要な危険因子の一つであり,海外の心理学的剖検研究の多くが,自殺既遂者が自殺の直前に罹患していた精神障害として,SUD は,うつ病に次いで多く見られるものであることを明らかにしている[6,16]。デ・レオとエヴァンス(De Leo & Evans[10])によれば,SUD が間接的および直接的な機序でそれに罹患する者の自殺リスクを高めるという。間接的な機序としては,失職や逮捕・服役,離婚や絶縁を引き起こし,すでに罹患している精神障害の症状を悪化させ,結果的にその人を心理社会的,経済的に追い詰めてしまう可能性がある。また,直接的な機序としては,アルコールや薬物といった物質の薬理作用が抑制を解除して衝動性を亢進させ,自己破壊的行動を促進させる可能性がある。
　それでは,SUD に罹患する者の中で,さらにどのような特徴をもつ者で特に自殺リスクが高いのであろうか？　海外の研究には,SUD 患者における自殺の危険因子を明らかにしたものがいくつか存在する[3,9,12]。ハリスとバラクロウ(Harris & Barraclough[12])が行った精神障害者の転帰に関するメタ分析は,乱用物質の種類によって SUD 患者の自殺による標準化死亡比が異なることが明らかにされており,乱用物質が抗不安薬・睡眠薬,オピオイド,あるいは複数物質である者は,アルコールや大麻である者よりも自殺死亡比が高いことを示している。また,全米疫学調査のデータを用いてアルコール,吸入薬,およびオピオイド乱用者の自殺傾向を比較した研究[3]では,自殺リスクはどの物質を乱用しているかではなく,同時に乱用する物質

の数が多いほど高くなることが明らかにされている。さらに，ディヴィス（Davis）ら[9]のコホート研究では，うつ病の併存がSUD患者の自殺リスクを高めることが指摘されている。

　しかし，これらの先行知見は，あくまでも海外の薬物乱用状況を反映したものである。欧米では一貫して問題となってきた乱用薬物はオピオイド類（ヘロイン）であるに対し，わが国では，オピオイド乱用者はきわめてまれで，オピオイドとはまったく薬理作用が異なる覚せい剤が，70年の長きにわたって最も乱用が深刻な薬物であり続けてきた[19]。また，薬物に関する法規制のあり方も，欧米とは異なっている。その意味では，この海外の知見をそのままわが国のSUD患者に適用することには限界があろう。

　そうしたなかでわれわれは，わが国のSUD患者を対象とした調査から，覚せい剤使用障害および抗不安薬・睡眠薬使用障害患者は，アルコール使用障害患者に比べて，自殺企図や自殺念慮の経験者が多いことを報告している[20]。しかし，この研究には二つの重要な限界がある。第一に，われわれの研究では，先行研究において自殺リスクが高いとされる多剤乱用者が分析の対象から除外されている。そして第二に，年齢と性別を調整せずにそのまま比較している。事実，この研究では，覚せい剤使用障害患者はアルコール使用障害患者よりも顕著に若く，また，抗不安薬・睡眠薬使用障害患者では，覚せい剤使用障害患者やアルコール使用障害患者と比べると，圧倒的に女性の割合が多い。これでは，SUD患者における自殺リスクは，乱用物質の種類ではなく，年齢や性別といった要因により強く影響を受ける可能性を否定できない。

　そこで，われわれは，年齢と性別を調整した形でわが国のSUD患者における自殺の危険因子を明らかにするとともに，男女別にも自殺の危険因子を同定するために，自記式質問票による調査を行い，論文として報告した[22]。本章では，その論文の内容を紹介し，その意義について解説したい。

I　研究の方法および結果

1．研究の方法
1）対象

　本研究の対象は，以下に掲げる全国7カ所のアルコール・薬物依存症専門医療機関において，2009年12月の1カ月間に受診した全通院患者のうち，DSM-IV-TRのSUDの基準を満たし，かつ，調査協力への同意が得られた者である。

　調査実施施設は，アルコール・薬物依存症に対する専門病棟を有する，国内で主要な7カ所の医療機関である。その内訳は，北海道・東北地域1カ所（医療法人北仁会旭山病院），関東・甲信越地域3カ所（独立行政法人国立病院機構久里浜医療センター，神奈川県立精神医療センター，埼玉県立精神医療センター），東海・北陸地域1カ所（三重県立こころの医療センター），中国・四国地域1カ所（医療法人せのがわ瀬野川病院），九州・沖縄地域1カ所（独立行政法人国立病院機構肥前精神医療センター）であった。

　調査期間中に上記の依存症専門医療機関に受診した対象候補者は1,650名であった。このうち，調査協力に同意が得られ，かつ，回収された質問票に深刻なデータ欠損があったものを除外した結果，最終的な対象者数は1,420名（対象候補者の86.1%：男性1,113名，女性307名：平均年齢［標準偏差］；全体50.5［13.3］歳，男性52.3［12.9］歳，女性43.0［11.7］歳）であった。

2）自記式質問票の変数
a．年齢，性別，乱用物質の種類

　すべての対象者に対し，無記名の自記式質問票の中で，年齢，性別，ならびに乱用物質についての回答を求めた。

　乱用物質については，調査実施施設となっている専門医療機関において，各対象者がSUDに関する治療対象となっている物質について，以下の四つのカテゴリーから一つだけ選択させた。すなわち，「アルコール」「覚せい剤」「他の違法薬物（大麻，オピオイド，有機溶剤，LSDやMDMAなどの

催幻覚薬など)」「抗不安薬・睡眠薬」である。ただし，複数の物質の使用が治療の対象となっている場合には，「多剤乱用」を選択させた。

　b．併存するうつ病性障害

　現在併存するうつ病性障害に関するスクリーニングのために，K10 (Kessler 10) を用いた。K10 は，ケスラー (Kessler) ら[14]がうつ病の症状や不安障害の症状をスクリーニングするために開発した10項目からなる自記式評価尺度である。その日本語版の信頼性と妥当性はすでに確立されており，25点以上の場合にはDSM-IVの大うつ病性障害の存在を示唆することが明らかにされている[11]。本研究では，25点以上の得点を示した場合に「現在におけるうつ病性障害の併存あり」と定義することとした。

　c．自殺傾向

　自殺傾向の評価には，M.I.N.I. (Mini International Neuropsychiatric Interview) 日本語版 (2003)[25]の自殺傾向セクションの項目を用いた。M.I.N.I. の「自殺リスク」のセクションは，最近および生涯における自殺や自傷の念慮・計画・企図経験を尋ねる6項目の質問から構成されている。シーハンとレクルビエール (Sheehan & Lecrubier)[24]は，このセクションの各質問項目に得点の重み付けをしており，このセクションの総得点が10点以上で「高度自殺リスク」と評価するように指示しており，大坪 (Otsubo) ら[23]も日本語版においてそれを踏襲している。

　このM.I.N.I. は，本来，構造化面接スケジュールとして開発されたものであるが[25]，本研究ではM.I.N.I. の質問文をそのまま自記式調査票に採用した。なお，本研究の対象に関する自殺傾向セクション6項目の内的一貫性は十分に高いことから (Cronbach's $\alpha = 0.772$)，本研究では本セクションの合計点を自殺リスクの指標として採用し，10点以上の高度自殺リスクを示した場合を「自殺傾向あり」と定義した。

3）統計学的解析

　得られたデータは，自殺傾向の有無を従属変数に，八つの変数（年齢，性別，現在におけるうつ病性障害の併存，アルコール乱用，覚せい剤乱用，他の違法薬物乱用，抗不安薬・睡眠薬乱用，多剤乱用）を独立変数として，未調整および調整済みのオッズ比を算出した。

第5章　物質使用障害患者における自殺の危険因子とその性差　61

表1　対象全体における自殺傾向に影響を与える要因 (N = 1,420)

従属変数	独立変数	自殺傾向あり (N = 495)			自殺傾向なし (N = 925)			単変量解析			多変量解析		
		平均	標準偏差		平均	標準偏差		B	未調整OR	95% CI	B	調整OR	95% CI
	年齢（歳）	45.1	11.9		53.0	13.0		-0.049	0.952***	0.943-0.961	-0.027	0.973***	0.962-0.985
		人数	百分率		人数	百分率							
	性別（女性の割合：男性＝0, 女性＝1）	160/495	32.3%		147/920	16.0%		0.938	2.555***	1.974-3.308	0.452	1.571**	1.150-2.146
	現在におけるうつ病性障害の併存	346/492	70.3%		188/913	20.6%		2.213	9.139***	7.108-11.750	1.984	7.271***	5.580-9.476
自殺傾向	(K10 score ≥ 25：なし＝0, あり＝1)												
(M.I.N.I.	アルコール乱用（なし＝0, あり＝1）	350/495	70.7%		768/920	83.5%		-0.739	0.478***	0.368-0.620	0.100	1.106	0.726-1.684
自殺リスク	覚せい剤乱用（なし＝0, あり＝1）	94/495	19.0%		96/920	10.4%		0.699	2.012**	1.478-2.379	0.140	1.151	0.720-1.839
≥ 10)	他の違法薬物乱用（なし＝0, あり＝1）	8/495	1.6%		17/920	1.8%		-0.136	0.873	0.374-2.036	-0.521	0.594	0.211-1.674
	抗不安薬・睡眠剤乱用（なし＝0, あり＝1）	34/495	6.9%		28/920	3.0%		0.854	2.350**	1.407-3.923	0.095	1.100	0.579-2.091
	多剤乱用（なし＝0, あり＝1）	99/495	20.0%		72/920	7.8%		1.080	2.944***	2.125-4.080	0.490	1.632*	1.107-2.405

*p<0.05, **p<0.01, ***p<0.001：OR：Odds ratio, CI：Confidence interval

表2　男性における自殺傾向に影響を与える要因 (N = 1,113)

従属変数	独立変数	自殺傾向あり (N = 495)			自殺傾向なし (N = 925)			単変量解析			多変量解析		
		平均	標準偏差		平均	標準偏差		B	未調整OR	95% CI	B	調整OR	95% CI
	年齢（歳）	47.6	11.8		54.4	12.8		-0.044	0.957***	0.947-0.968	-0.280	0.972***	0.959-0.985
		人数	百分率		人数	百分率							
	現在におけるうつ病性障害の併存	227/331	68.6%		141/769	18.3%		2.265	9.628***	7.195-12.883	2.107	8.227***	6.039-11.207
自殺傾向	(K10 score ≥ 25：なし＝0, あり＝1)												
(M.I.N.I.	アルコール乱用（なし＝0, あり＝1）	249/334	74.6%		660/774	85.3%		-0.681	0.506***	0.369-0.694	0.231	1.260	0.748-2.121
自殺リスク	覚せい剤乱用（なし＝0, あり＝1）	57/334	17.1%		70/774	9.0%		0.735	2.086**	1.433-3.036	0.237	1.268	0.710-2.263
≥ 10)	他の違法薬物乱用（なし＝0, あり＝1）	6/334	1.8%		16/774	2.1%		-0.134	0.875	0.336-2.255	-0.542	0.582	0.184-1.841
	抗不安薬・睡眠剤乱用（なし＝0, あり＝1）	21/334	6.3%		19/774	2.5%		0.989	2.690**	1.426-5.072	0.488	1.629	0.736-3.603
	多剤乱用（なし＝0, あり＝1）	61/334	18.3%		55/774	7.1%		1.072	2.921***	1.977-4.315	0.404	1.498	0.939-2.390

**p<0.01, ***p<0.001：OR：Odds ratio, CI：Confidence interval

表 3 女性における自殺傾向に影響を与える要因 (N = 307)

従属変数	独立変数	自殺傾向あり (N = 495)		自殺傾向なし (N = 925)		単変量解析			多変量解析		
		平均 / 人数	標準偏差 / 百分率	平均 / 人数	標準偏差 / 百分率	B	未調整OR	95% CI	B	調整OR	95% CI
	年齢 (歳)	40.4	10.7	45.8	12.1	-0.044	0.957***	0.937-0.977	-0.022	0.979	0.954-1.004
	現在におけるうつ病性障害の併存 (K10 score ≧ 25：なし = 0, あり = 1)	119/161	73.9%	47/144	32.6%	1.758	5.800***	3.568-9.428	1.682	5.376***	3.182-9.082
自殺傾向 (M.I.N.I. 自殺リスク ≧ 10)	アルコール乱用 (なし = 0, あり = 1)	101/161	62.7%	108/146	74.0%	-0.524	0.592*	0.363-0.965	-0.171	0.843	0.409-1.740
	覚せい剤乱用 (なし = 0, あり = 1)	37/161	23.0%	26/146	17.8%	0.363	1.423	0.814-2.487	-0.058	0.944	0.423-2.104
	他の違法薬物乱用 (なし = 0, あり = 1)	2/161	1.2%	1/146	0.7%	0.601	1.824	0.164-20.327	0.029	1.029	0.063-16.880
	抗不安薬・睡眠薬乱用 (なし = 0, あり = 1)	13/161	8.1%	9/146	6.2%	0.290	1.337	0.554-3.227	-0.553	0.575	0.201-1.649
	多剤乱用 (なし = 0, あり = 1)	38/161	23.6%	17/146	11.6%	0.852	2.344**	1.257-4.371	0.654	1.922	0.946-3.907

*$p<0.05$, **$p<0.01$, ***$p<0.001$；OR：Odds ratio, CI：Confidence interval

2. 結果

対象 1,420 名の物質障害患者のうち，アルコール乱用に該当した者は 1,118 名（78.7％），覚せい剤乱用に該当した者は 190 名（13.4％），他の違法薬物乱用に該当した者は 62 名（4.4％），抗不安薬・睡眠薬乱用に該当した者は 25 名（1.8％）であった。また，171 名（12.0％）は多剤乱用の基準を満たした。K10 において「現在におけるうつ病性障害の併存（K10 ≧ 25 点）」該当者は 534 名（37.6％）であり，M.I.N.I. において「自殺傾向あり（M.I.N.I. 自殺リスク ≧ 10 点）該当者は 495 名（34.9％）であった。

表1は，対象全体の自殺傾向に影響を与える要因を，ロジスティック回帰分析を用いて解析した結果である。単変量解析では，自殺傾向に有意に関連する要因は，若年であること，女性であること，現在におけるうつ病性障害の併存，抗不安薬・睡眠薬乱用の存在，ならびに多剤乱用の存在であった。しかし，多変量解析を行ったところ，自殺傾向に有意に関連する要因として同定されたものは，若年，女性，現在におけるうつ病性障害の併存，および多剤乱用の存在であった。

表2は，男性の自殺傾向に影響を与える要因を解析した結果である。単変量解析では，自殺傾向に有意に関連する要因は，若年，覚せい剤乱用の存在，現在におけるうつ病性障害の併存，抗不安薬・睡眠薬乱用の存在，および多剤乱用の存在であり，反対に，アルコール乱用の存在は自殺傾向と負の有意な関連が認められた。さらに多変量解析を行ったところ，男性の自殺傾向に有意に関連する要因として同定されたのは，若年とうつ病性障害併存であった。

表3は，女性の自殺傾向に影響を与える要因を解析した結果である。単変量解析では，自殺傾向を有意に関連する要因は，若年，現在におけるうつ病性障害の併存，多剤乱用の存在であり，やはりアルコール乱用の存在は自殺傾向と負の有意な関連を示した。さらに多変量解析を行つた結果，女性の自殺傾向に有意に関連する要因として同定されたのは，うつ病性障害併存だけであった。

II 考　察

　本研究は，年齢と性別を調整した形でわが国のSUD患者における自殺の危険因子を同定した最初の研究として，一定の意義がある。

　本研究では，対象全体における多変量解析の結果，自殺傾向に関連する要因として，若年，女性，現在におけるうつ病性障害の併存という三つの変数が抽出された。ただし，単変量解析の段階では，これら三つの変数に加えて，すでに国内外の先行研究[3,12,20]で指摘されていた，覚せい剤乱用，抗不安薬・睡眠薬乱用，ならびに多剤乱用も同定されていた。その意味では，多変量解析の結果は，SUD患者の深刻な自殺リスクに影響を与えるのは，乱用物質の種類や数ではなく，年齢と性別という二つの人口動態的変数と，うつ病というSUD以外の精神障害の存在である可能性を示唆しているといえるだろう。

　海外と同様，わが国のSUD患者においても，うつ病性障害の併存が重要な自殺の危険因子であったことは，意外な結果ではない。なぜなら，海外の研究[2,6,16]はもとより，わが国の心理学的剖検研究[13]においても，うつ病性障害は単独でも重要な自殺の危険因子だからである。しかしその一方で，若年と女性という人口動態的変数が，乱用物質の種類や数といったSUD自体の特徴よりも，より密接に自殺リスクと関連するという結果は意外であった。おそらくこのこれらの人口動態的特徴には，SUD患者がすでに抱えている深刻な心理社会的問題が反映されている可能性がある。

　たとえば「若年であること」は，SUDが早期に発症している可能性を示唆する。すでにクローニンジャー（Cloninger）ら[8]およびブラウン（Brown）ら[4]は，SUDの若年発症に影響を与えるのは，幼少期の注意欠如・多動性障害（attention-deficit/hyperactivity disorder：ADHD）・素行障害であると指摘している。また，ソーランダー（Sourander）ら[26]は，誕生コホート研究の成果から，8歳時点の多動や素行障害は，物質乱用の早期発症だけでなく，20代における男性の自殺を予測すると報告している。これらは，若年であることが含意する，SUD患者の高い自殺リスクに関する傍証となるかもし

れない。

一方,「女性であること」は,複雑な精神病理の存在を示唆するのかもしれない。レイシーとエヴァンス（Lacey & Evans）[15]は,女性のSUD患者では,自傷行為や自殺企図を繰り返す者が少なくなく,そのような患者の多くが摂食障害（特に神経性大食症）を併存しているから,そうした患者群を「多衝動性過食症」という臨床症候群として一括している。また,マジェスカとクラーク（Majewska[17] & Clark[7]）らは,女性のSUD患者は,幼少期にさまざまな虐待やネグレクトの被害を経験した者が多いと指摘しているが,これらも青年期・成人期の自傷・自殺と密接に関連している[5]。

本研究では,SUD患者の自殺リスクに関する性差も明らかにされた。現在におけるうつ病の併存は男女共通の自殺の危険因子であったが,男性では,若年もまた危険因子として抽出されたのに対し,女性では,うつ病の併存以外の危険因子は同定されなかったと考えることができるかもしれない。本研究では,女性は男性に比べて若年であったことから（男性 52.3 [12.9] 歳,女性 43.0 [11.7] 歳,$p < 0.001$）,女性は,男性における若年層と共通した心理社会的特徴を備えていたと考えることができるかもしれない。

本研究にはいくつかの限界がある。第一に,本研究の対象は,全国各地域の代表的な7つの専門医療機関から集められたものであるが,対象の偏りを完全に除外できたとはいえない。第二に,情報は,構造化面接ではなく,自記式質問票を用いて横断的に収集されたものである。第三に,本研究における自殺傾向は,将来における自殺行動そのものではなく,M.I.N.I. 得点によって定義されたものである。第四に,本研究において自記式質問票として用いられたM.I.N.I.は,本来は半構造化面接に用いることを想定されているものである。第五にM.I.N.I. 自殺リスク項目における得点の重み付けの妥当性は,まだ確立されていない。最後に,本研究ではうつ病性障害以外の併存精神障害を考慮しておらず,また,心理社会的および経済的な変数も含まれていない。

おわりに

　依存症臨床に携わった者の多くがSUD患者の自殺を何度となく経験しており，その頻度の多さは一般精神科臨床の比ではない。それだけに筆者らは，ともすれば「うつ病対策一辺倒」となりやすい，わが国の自殺対策に危惧を抱いてきた。ようやく，2008年10月に閣議決定された自殺総合対策大綱の一部改正（「自殺対策加速化プラン」）では，「ハイリスク者対策」の項で「対策を強化すべきうつ病以外の精神障害」として「アルコール・薬物依存症」が挙げられた。しかし，いまだ実効性のある施策は打ち出されず，依然として保健・医療・福祉領域の資源は乏しいままである。

　ともあれ筆者らは，「行政関係者の認識を変えるには，SUD患者の自殺リスクに関する，わが国独自のデータが必要」と考え，2009年より多施設共同研究を行ってきた。すでにこの研究からは，「SUDの自殺リスクはうつ病に勝るとも劣らないこと」[21]，「男性の自殺予防にはアルコール問題は無視できないこと」[1]，「うつ病性障害にアルコール問題が伴うと自殺リスクはさらに高まること」[18]を明らかにした論文が刊行されている。そして，一連の研究における最後の仕事が，今回紹介させていただいた本研究ということになる。

　本研究は，これまで筆者らが主題としてきた，「SUDと自殺との関連」から一歩進んで，「どのような臨床的特徴を持つSUD患者に特に注意すべきなのか」という問題意識から成立している。自殺対策基本法が制定されてから早十年，もはや自殺対策は啓発の段階を過ぎ，実践活動の質を高める段階に入っている。その思いが，筆者らにこの論文を書かせた一番の動機である。今後は，SUD患者の自殺予防に資する具体的な介入のあり方について，より詳細な検討が必要であると考えている。

文　献

1) 赤澤正人，松本俊彦，勝又陽太郎ほか：アルコール関連問題を抱えた自殺既遂者の心理社会的特徴：心理学的剖検を用いた検討．日本アルコール・薬物医学会雑誌，45；104-118，2010．
2) Barraclough, B., Bunch, J., Nelson, B., et al.：A hundred cases of suicide：Clinical aspects. Br J Psychiatry, 125；355-373，1974．
3) Borges, G., Walters, E. E., Kessler, R. C.：Associations of substance use, abuse, and dependence with sub-sequent suicidal behavior. Am J Epidenliol, 151；781-789，2000．
4) Brown, S. A., Cleghorn, A., Schuckit, M. A., et al.：Conduct disorder among adolescent alcohol and drug abusers. J Stud Alcohol, 57；314-324，1996．
5) Bruffaerts, R., Demyttenaere, K., Borges, G., et al.：Childhood adversities as risk factors for onset and persistence of suicidal behavior. Br J Psychiatry, 197；20-27，2010．
6) Chynoweth, R., Tonge, J. I., Armstrong, J.：Suicide in Brisbane：A retrospective psychosocial study. Aust N Z J Psychiatry, 14；37-45，1980．
7) Clark, D. B., Lesnick, L., Hegedus, A. M.：Traumas and other adverse life events in adolescents with alcohol abuse and dependence. J Am Acad Child Adolesc Psychiatry, 36；1744-1751，1997．
8) Cloninger, C., Sigvardsson, S., Bohman, M.：Childhood personality predicts alcohol use in young adults. Alcoholism, 12；494-505，1988．
9) Davis, L. L., Rush, J. A., Wisniewski, S. R., et al.：Substance use disorder comorbidity in major depressive disorder：An exploratory analysis of the Sequenced Treatment Alternatives to Relieve Depression cohort. Compr Psychiatry, 46；81-89，2005．
10) De Leo, D., Evans, R.：The impact of substance abuse policies on suicide mortality. International Suicide Rates and Prevention Strategies. (ed. by De Leo, D., Evans, R.). Hogrefe & Huber, Cambridge, pp.101-112，2004．
11) Furukawa, T. A., Kessler, R. C., Slade, T., et al.：The performance of the K6 and K10 screening scales for psychological distress in the Australian National Survey of Mental Health and Well-Being. Psychol Med, 33；357-362，2003．
12) Harris, E. C., Barraclough, B.：Suicide as an outcome for mental disorders. A meta-analysis. Br J PsyChiatry, 170；205-228，1997．
13) Hirokawa, S., Matsumoto, T., Katsumata, Y., et al.：Psychosocial and psychiatric characteristics of suicide completers with psychiatric treatment before death：A psychological autopsy study of 76 cases. Psychiatry Clin Neurosci, 66；292-302，2012．
14) Kessler, R. C., Barker, P. R., Colpe, L. J., et al.：Screening for serious mental illness in the general population. Arch Gen Psychiatry, 60；184-189，2003．
15) Lacey, J. H., Evans, C. D.：The impulsivist：A multi-impulsive personality disorder.

Br J Addict, 81；641-649, 1986.
16) Lönnqvist, J. K., Henriksson, M. M., Isometsä, E. T., et al.：Mental disorders and suicide prevention. Psychiatry Clin Neurosci, 49；S111-116, 1995.
17) Majewska, M. D.：Cocaine addiction as a neurological disorder：Implications for treatrnent. NIDA Res Monogr, 163；1-26, 1996.
18) Matsumoto, T., Azekawa, T., Uchikado, T., et al.：Comparative study of suicide risk in depressive disorder patients with and without problem drinking. Psychiatry Clin Neurosci, 65；529-532, 2011.
19) Matsumoto, T., Kamijo, A., Miyakawa, T., et al.：Methamphetamine in Japan：The consequences of methamphetamine abuse as a function of route of administration. Addiction, 97；809-818, 2002.
20) 松本俊彦，松下幸生，奥平謙一ほか：物質使用障害患者における乱用物質による自殺リスクの比較—アルコール，アンフェタミン類，鎮静剤・催眠剤・抗不安薬使用障害患者の検討から．日本アルコール・薬物医学会誌，45；530-542, 2010.
21) Matsumoto, T., Matsushita, S., Okudaira, K., et al.：Depression and suicide risk of outpatients at specialized hospitals for substance use disorder：Comparison with depressive disorder patients at general psychiatric clinics. Jpn J Alcohol Drug Depend, 6；554-559, 2011.
22) Matsumoto, T., Matsushita, S., Okudaira, K., et al.：Sex differences in risk factors for suicidality among Japanese substance use disorder patients：Association with age, types of abused substances, and depression. Psychiatry Clin Neurosci, 66；390-396, 2012.
23) Otsubo, T., Tanaka, K., Koda, R., et al.：Reliability and validity of Japanese version of the Mini International Neuropsychiatric Interview. Psychiatry Clin Neurosci, 59；517-526, 2005.
24) Sheehan, D. V., Lecrubier, Y., Sheehan, K. H., et al.：The Mini International Neuropsychiatric Interview (M.I.N.I.)：The development and validation of a structured diagnostic psychiatric interview for DSM-IV and ICD-10. J Clin Psychiatry, 59；22-33, 1998.
25) Sheehan, D. V., Lecrubier, Y.（大坪天平，宮岡等，上島国利訳）：M.I.N.I. 精神疾患簡易構造化面接法．星和書店，2003.）
26) Sourander, A., Klomek, A. B., Niemelä, S.：Childhood predictors of completed and severe suicide attempts：Findings from the Finnish 1981 Birth Cohort Study. Arch Gen Psychiatry, 66；398-406, 2009.

第6章

物質使用障害の診断をめぐって
——なぜ DSM-5 では「乱用」「依存」は消えてしまったのか？——

はじめに

　DSM-5 は，物質関連障害の専門家にとって衝撃的な変更が二つなされている。一つは，DSM-Ⅳ-TR における物質使用障害の下位カテゴリー「依存／乱用」という区別をなくし，「使用障害」に一本化したことである（それに伴って，「依存（dependence）」という用語も消失した）。もう一つは，「物質関連障害」という診断カテゴリー名称が「物質関連障害および嗜癖性障害群（substttce related and addictive disorders）」に変更され，その「嗜癖（addiction）」という用語に，いわゆる「ギャンブル依存」をはじめとする依存症的な行動障害が含意されたことである。

　いうまでもなく，物質関連障害の中核をなす病態は物質使用障害である。この病態がれっきとした医学的疾患と見なされるに至ったのは，長い医学の歴史のなかではさほど昔のことではない。そもそも，物質の逸脱的使用は道徳的な問題と見なされ，「嗜癖」という用語は，「アル中」や「ヤク中」に近い蔑称として用いられてきた経緯がある。そうしたなかで，この病態が医学的疾患として市民権を得るには，耐性や離脱といった生理的依存を根拠にして，行動障害との間を線引きしてこれを排除し，スティグマにまみれた「嗜癖」という看板を，「依存」という中立的かつ医学的な看板にすげ替える必要があった。そうした作業が行われたのが，1960〜70年代のことであった。

　ところがDSM-5 は，大胆にもこの「依存」という言葉を排除してしまったのである。物質関連障害に限っていえば，DSM-5 の良し悪しは，この二つの変更点をどう考えるかによって大きく変わってくる。そのような観点か

ら，本章では，以下にDSM-5物質関連障害の変更点を整理し，その功罪を検討してみたい。

I 乱用／依存の「使用障害」一本化

すでに述べたように，DSM-5では，物質使用障害の下位カテゴリーであった，「依存」と「乱用」は一本化されて「使用障害」となった。もちろん，そうするだけの理由は存在した。従来までのDSM-IV-TRにおける依存・乱用は，それぞれに着眼点が異なっており，概念として未成熟の部分があった。依存が身体依存に力点を置いた医学的概念であったのに対し，乱用は文化や社会規範，法令によって規定される社会学的概念であったのである。DSM-5では，こうした依存と乱用との質的な不連続性をなくすために，診断に際しての耐性や離脱といった生理的依存の優位性を減じるとともに，乱用診断における社会規範に依拠する項目が削除された。その一方で，DSM-IV-TRまでは採用されてこなかった「渇望」が，物質使用障害の診断基準に追加されている。

もう少し詳しくみてみよう。表1から明らかなように，DSM-5の物質使用障害の診断基準は，DSM-IV-TRの物質依存と物質乱用の診断基準を合わせて作られたものである。しかし，診断が成立するのに必要な該当項目数に大きな差がある。診断が成立する条件として，DSM-IV-TRでは，物質依存が7項目中3項目以上，物質乱用が4項目中1項目以上必要であったのに対して，DSM-5では，11項目中わずか2項目以上で診断が成立してしまう。

要するに，DSM-5の物質使用障害がカバーする物質使用の様態は，従来の物質依存に比べて広範であり，これまで医学的治療の対象と見なされなかった水準の物質使用が治療対象となる可能性がある。このこと自体は，個人の健康被害や共同体への被害を減らすうえで有効である。事実，ドメスティック・バイオレンスや児童虐待，暴行・傷害，さらには自傷・自殺行動の背景に，依存症水準未満のアルコールやその他の物質の使用が促進的な影響を与えていることは，まったくめずらしくない。

また，依存症臨床における診断と治療が容易になる可能性もある。実際

表1　DSM-5の物質使用障害（11項目中2項目以上。同じ12カ月以内のどこかで起こる）

項目	DSM-Ⅳ-TR依存・乱用の基準との関係	内容
1	依存	当初の思惑よりも，摂取量が増えたり，長期間使用する
2	依存	やめようとしたり，制限しようとする努力や，その失敗がある
3	依存	物質に関係した事象（入手，使用，影響からの回復）に多くの時間を費やす
4	新規追加項目	物質使用への渇望や強い欲求がある
5	乱用	物質使用の結果，社会的役割を果たせない
6	乱用	社会・対人関係の問題が生じたり，悪化しているにもかかわらず，使用を続ける
7	依存	物質使用のために，重要な社会的，娯楽活動を放棄または縮小する
8	乱用	身体的に危険な状況下で反復使用する
9	依存	心身に問題が生じたり悪化することを知っていながら，使用を続ける
10	依存	反復使用による効果の減弱，または，使用量の増加
11	依存	中止や減量による離脱症状の出現，または，その回避のために再使用

の臨床場面において，乱用と依存の区別はしばしば難しい。覚せい剤やMDMAのように身体依存が不明瞭な薬物の場合，生理的な依存の症候に関係なく，逮捕などの司法的対応が契機となって治療対象となることは稀ではない。

　ちなみに，筆者自身は，「乱用か，依存か」といった区別を明確にすることの治療上の意義に疑問を感じてきた。というのも，コントロール喪失を否認する依存患者は，ともすればこの診断をめぐって援助者と不毛な論争を展開し，その綱引きのようなやりとりの末に，「依存＝即断酒」という治療方針に納得できず，通院をやめてしまうからである。そのような事情から，最近，筆者は，「物質の問題がある」というざっくりとした暫定診断名

で,「ひとまず何度か通院してみませんか」という治療導入をすることが多くなった。実際, 近年では, アルコール依存治療は必ずしも断酒一本槍ではなくなり, 患者の動機づけに応じて柔軟に治療目標を設定し, まずは治療継続を優先する傾向にある。その意味では, DSM-5 は, こうした依存症臨床のトレンドにも合致している。

DSM-5 は, 物質関連障害に苦手意識を持つ精神科医がこの種の患者を避けようとする際の口実を奪うというメリットもあろう。実際, DSM-IV-TR までは,「依存は医学的治療の対象であるが, 乱用は司法的対応もしくは自己責任」などと,「治療しないことの弁明」として「乱用」診断を「乱用」する精神科医もいたが, 今後こうした弁明はしづらくなる。

以上を総合すると, 使用障害への一本化は DSM-5 で「良くなったこと」としてあげられるべき事項といえる。しかし,「悪くなったこと」をあげようとすると, やはりこの使用障害への一本化に突き当たるのもまた事実である。実際, DSM-5 の物質使用障害という診断概念にはさまざまな批判があり, なかでも, DSM-IV作成タスクフォース責任者であったフランセス (Frances)[1] の批判は辛辣である。彼は, 使用障害への一本化について,「酒を覚えたての若者から最重度のアルコール依存症者までを同じカテゴリーにひとまとめにしてラベリングしてしまうことが, 若者の将来に与える影響が危惧される」と指摘している。確かにこれには一理あるかもしれない。というのも, この新しい広範な診断基準は, 最近わが国のアルコール依存症臨床でも使用されるようになった, 抗渇望薬の販売促進と結びつき, 医療ビジネスに貢献しないとも限らないからである。

II 「嗜癖」という用語の再登場と嗜癖性障害群

冒頭に述べたように, これまで物質関連障害と総称されていた本診断カテゴリーは, DSM-5 においては,「物質関連障害および嗜癖性障害群」という名称に変更された。しかし実は, DSM-5 ドラフトの段階では,「嗜癖およびその関連障害 (addiction and the related disorders)」という,「嗜癖」という用語をかなり強く前面に押し出していた経緯がある (これは, その後, パ

ブリックコメントを受けて現在の名称へと修正が図られた)。いずれにしても，米国精神医学会の DSM-5 物質関連障害作業部会としては，なんとしてもこの「嗜癖」という推したい意向があったようである。なお，この件についてエドワーズ(Edwards)は，かつての蔑称を彿彿させる「嗜癖」という用語を採用するのは「歴史的逆行，退化ではないか」という激しい論調で批判している[2]。

　DSM-5 物質関連障害作業部会が「嗜癖」という用語に執着したのは，耐性や離脱といった生理学的依存を伴わない，いわゆる「ギャンブル依存」をはじめとする反復性の行動障害をこの診断カテゴリーに含める意図があったからと推測される。すでに「ギャンブル依存」については，物質使用障害と同様の 12 ステップに基づく自助グループ(Gamblers Anonymous；GA)が活動しており，回復に関する成果を上げている。実際，わが国でも少数ながら存在するギャンブル依存症専門外来や各地の精神保健福祉センターには，病的なギャンブルに関する相談が殺到している。それにもかかわらず，現状では保険の適用病名とはなっておらず，医療的な支援資源の拡大が進みにくい現実がある。

　DSM-5 では，「嗜癖」は，渇望や衝動，コントロール喪失といった，物質に対する精神依存と類似した特徴を持つ行動障害を指す用語として用いられている。そして，数多くあるそうした行動障害のなかでも，ひとまずは，これまで病的ギャンブリングと呼ばれてきた病態を，「ギャンブル障害(gambling disorder)」という名称でこのセクションに含めることとなった。ギャンブル障害だけがこのセクションに組み入れられた理由としては，①ギャンブル障害などの行動嗜癖と物質使用障害には症候学的な類似性が明らかであること，②ギャンブル行動においても，物質と同様に脳内報酬系が活性化されることを示す知見がすでに十分集積されていること，が影響している。

　それから DSM-5 では，Section Ⅲ に「インターネット・ゲーム障害(internet gaming disorder)」という診断名が新設されている。これは，インターネットを使用したギャンブル性の高い(賭金の発生する)ゲーム，職業としてのインターネット使用，フェイスブックなどの社会的交流のための使用，ポルノグラフィーなどの性的なサイトの利用などを除外した，インターネット・ゲームを対象としたものである。DSM-5 物質関連障害作業部

会では，240編以上の論文を検討してインターネット・ゲーム障害と物質使用障害やギャンブル障害との間に，耐性，離脱，使用制御の試みの失敗，社会生活障害における共通点を見出している[3]。確かにわが国でも，精神保健福祉センターや保健所にはいわゆる「ネット依存」に関する相談が多数寄せられていると伝え聞いており，この問題に対する支援ニーズは高まっている。

　以上を総合すると，次のようにいえるであろう。すなわち，DSM-5で「嗜癖性障害群」という行動障害が加わったことで「良くなったこと」は，すでに地域における支援ニーズに医療機関や援助機関が対応する根拠を与えてくれたという点になろう。

　一方，「悪くなったこと」であるが，現時点でただちに「悪くなった」とはいえないものの，将来における懸念を感じさせる部分はある。今回，ギャンブル障害がこのカテゴリーに加えられたことについて筆者はまったく異論がないが，インターネット・ゲーム障害については二つの問題を感じている。オンライン上のゲームは，現在次々に新しいゲームが開発されている状況で，今回の定義された診断項目がある程度安定した症候なのかどうかが疑問である。また，地域の支援ニーズのなかには，フェイスブックなどの社会的交流のための使用，ポルノグラフィーなどの性的なサイトの利用に関してコントロールを失うといった病態も存在するが，今後，これも含められるのかどうかも気になる。これらのインターネット関連の問題を無視することはできないが，安易にひとまとめにするのは慎重にすべきである。ゲームに対するコントロール喪失と，社交や性的活動に対するコントロール喪失とでは，単にインターネットというツールが共通しているだけで，本質的には次元が異なる問題である可能性は否定できない。

　近い将来，米国精神医学会は，ギャンブルやインターネット・ゲームだけでなく，病的な性的行動や病的な浪費といった，正常との境界が不明瞭な行動障害についても，物質関連障害および嗜癖性障害群に加えることを検討すると推測される。その際には，できる限りの実証的知見を収集し，根拠を確認し，吟味するプロセスを怠らないようにする必要がある。さもないと，将来，この分野は一種の「通俗精神医学（pop psychiatry）に」堕し，物笑いの種になってしまうであろう。

おわりに

　以上，本章では，物質関連障害に関してDSM-5における主要な変更点を概説するとともに，その変更による功罪を検討してみた。すでに述べてきたように，DSM-5における変更は，個人の健康被害や共同体の被害を減じるのに有益なものであり，また，人々の支援ニーズにも応えたものである。しかしその一方で，問題の過剰な医療化や学術的体系をいたずらに混乱させる危険性もはらんでいる。その意味では，「良くなったこと」と「悪くなったこと」とはまさに表裏の関係にあるといえるかもしれない。

　それはともかく，DSM-5物質関連障害における変更は，従来の依存症臨床の根幹を揺るがし，あらためて，われわれに「依存症とは何なのか」と考えさせてくれる。印象的なのは，DSM-5物質関連障害作業部会の代表者オブライエン（O'Brien）の言葉である[4]。彼は，「依存」という用語を消した理由として次のように述べている。

　「鎮痛剤やβ-遮断薬，ある種の抗うつ薬やベンゾジアゼピン系抗不安薬のように，通常の医学的治療のなかで耐性を生じたり，中断によって離脱をひき起こしたりする薬剤は少なくない。こうした耐性や離脱は，中枢作用薬に対する神経適応という正常反応と見なされるべき現象であって，それ単独では病的意義がない。治療を要するかどうかの基準は，身体依存の有無に依拠せず，どのくらいその人が物質使用にとらわれ，逸脱的・不適応的な行動をひき起こしているかである」。

　要するに，DSM-5では，物質使用障害の中核的問題は，身体依存の有無ではなく，人の生活が物質にとらわれ，支配される事態であると捉えているわけである。個人的には，このコメントに筆者は溜飲の下がる思いがした。というのも，かねてから筆者は，物質使用障害の臨床とは，単にアルコールや薬物といった「モノ」を排除することではなく，痛みのなかで自分を見失った「ヒト」の支援であると考えてきたからである。

文　献

1) Frances, A.：Opening Pandora's box：The 19 worst suggestions for DSM5. Psychiatric Times, 11；1, 2010.
2) Edwards, G.："The evil genius of the habit"：DSM-5 seen in historical context. J Stud Alcohol Drugs, 73；699, 2012.
3) Petry, N.M., O'Brien, C.P.：Internet gaming disorder and the DSM-5. Addiction, 108；1186, 2013.
4) O'Brien, C.P.：Rationale for changes in DSM-5. J Stud Alcohol Drugs, 73；705, 2012.

第7章

危険ドラッグ乱用患者の臨床的特徴
――全国の精神科医療機関における実態調査から――

はじめに

　筆者が所属する薬物依存研究部では1987年以来，全国の精神科病院を対象とした薬物関連障害患者の実態調査（以下，病院調査）を行ってきた。この調査は精神科病院に通院・入院をした薬物関連障害患者に関する悉皆的調査であり，共通の調査項目を用いて隔年の9～10月に実施されている。本調査は薬物乱用・依存患者に関するわが国唯一のモニタリング調査であり，薬物問題対策立案に際しての基礎資料として重要な意義がある。
　本章では，この病院調査としてもっとも直近に行われた2014年調査の結果[1]に基づいて，精神科医療現場における危険ドラッグ関連障害の実態，乱用患者の臨床的特徴について報告する。

I　2014年度調査結果の概要

1．全薬物関連障害症例における"主たる薬物"の分布

　2014年調査では全国の精神科病院1,598施設のうち，1,201施設（75.2％）より回答を得て，総計1,579症例の薬物関連障害患者の情報を収集することができた。
　主たる薬物（＝治療対象となる症状に主要な影響を与えている薬物）としてもっとも多かったのは覚せい剤666例（42.2％）であった。ついで，危険ドラッグ374例（23.7％），処方薬（睡眠薬・抗不安薬）207例（13.1％），有機溶剤90例（5.7％），大麻38例（2.4％）などという順であった（図1）。

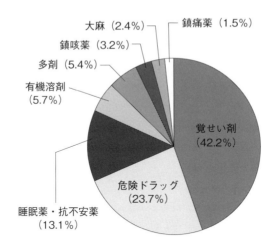

図1　主たる薬物の比率（n =1,579）

　危険ドラッグを主たる薬物とする患者は2012〜2014年の2年間で症例数は138例から374例へと激増し，全薬物関連障害患者に占める割合も23.7％へと増加していた。

　図2は1987年以降の全症例における主たる薬物の割合の推移を示したものである。覚せい剤を主乱用薬物とする薬物関連精神障害患者の割合はほぼ一貫して全症例の50〜60％を占めて高止まりしているが，その一方で，有機溶剤を主乱用薬物とする患者の割合は年々減少している。そして有機溶剤関連障害患者の減少と逆相関する形で処方薬（睡眠薬・抗不安薬）の患者の割合が年々増加し，ついに2010年には有機溶剤をしのいで第2位の乱用薬物となった。

　ところが，2012年の調査から危険ドラッグが突如として現れ，睡眠薬・抗不安薬関連障害患者をわずかにしのいで，覚せい剤につぐ乱用薬物になるという，一種の「事件」が起こった。そして，2014年，その地位は確固たるものとなったわけである。

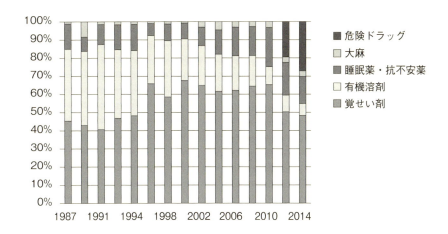

図2　主たる薬物の割合に関する経年的推移

2．過去1年以内に主たる薬物の使用がみられた薬物関連障害症例における"主たる薬物"の分布

　この全薬物関連障害患者1,579例のなかで，過去1年以内に主たる薬物の使用が認められた者（＝"使用障害"の操作的診断基準における前提条件）は1,019例（64.5％）であった。その1,019例における主たる薬物としてもっとも多かったのは危険ドラッグ355例（34.8％）であった。ついで，覚せい剤279例（27.4％），処方薬（治療目的以外の不適切な使用）172例（16.9％），有機溶剤44例（4.3％），鎮咳薬（治療目的以外の不適切な使用）19例（1.9％）などという順であった（図3）。

　この結果は"やめられない，止まらない"という薬物乱用・依存の臨床においては，危険ドラッグがもっとも問題の薬物となっている現状（2014年時点）を示している。

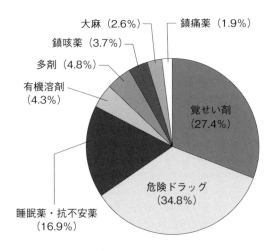

図3 過去1年以内に薬物使用あり症例における主たる薬物の比率（n =1,019）

II 危険ドラッグ関連障害患者の臨床的特徴

　危険ドラッグ関連障害患者の臨床的特徴を明らかにするために，覚せい剤および処方薬という，わが国の代表的な乱用薬物の関連障害患者を対照群として検討した。具体的には過去1年以内に主たる薬物のある患者1,019例から主たる薬物が危険ドラッグ（危険ドラッグ群），覚せい剤（覚せい剤群），処方薬（処方薬群）である者をそれぞれ抽出し，この三群間において比較を行った。

1．人口動態的変数と生活背景に関する比較
　①人口動態的変数……その結果，危険ドラッグ群は，覚せい剤群および処方薬群よりも有意に若年であり（32.3 [8.4] 歳 vs. 42.2 [11.1] 歳，42.9 [13.8] 歳），男性が占める割合が高く（89.3％），処方薬群（47.7％）はいうに及ばず，覚せい剤群（72.0％）より高かった。

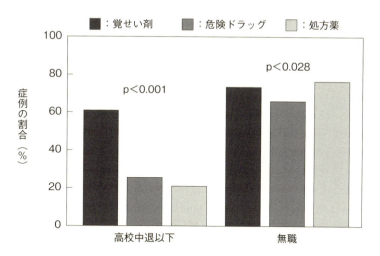

図4 覚せい剤・危険ドラッグ・処方薬関連障害症例の比較：学歴（高中退以下）・無職・単身

②高校中退以下の学歴・無職（図4）……学歴について3群間で有意差が認められた（p＜0.001）。危険ドラッグ群では高校中退以下の学歴の者が25.6％であり、高校中退以下の学歴の者が61.5％に認められた覚せい剤群に比べると、明らかに高学歴であった。無職者の割合についても有意差が認められた（p＝0.028）。危険ドラッグ群では無職者の割合が66.8％と、覚せい剤群（74.2％）、および処方薬群（77.9％）に比べて低かった。

2．臨床的特徴に関する比較

①薬物使用の理由（図5）……薬物使用の理由については"誘われて・断りきれずに"（p＜0.001），"刺激を求めて・好奇心や興味から"（p＜0.001），"覚醒効果を求めて"（p＜0.001），"疲労の軽減"（p＜0.001），"性的効果を求めて"（p＜0.001），"ストレス解消"（p＜0.001），"抑うつ気分の軽減"（p＜0.001），"不安の軽減"（p＜0.001），"不眠の軽減"（p＜0.001），"疼痛の軽減"（p＜0.001）に関して，三群間で有意差が認められた。覚せい剤群と危険ドラッグ群では処方薬群に比べて"刺激を求めて・好奇心や興味か

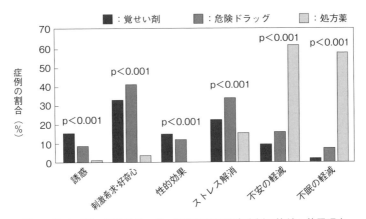

図5 覚せい剤・危険ドラッグ・処方薬関連障害症例の比較：使用理由

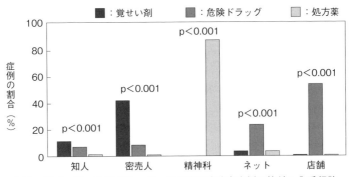

図6 覚せい剤・危険ドラッグ・処方薬関連障害症例の比較：入手経路

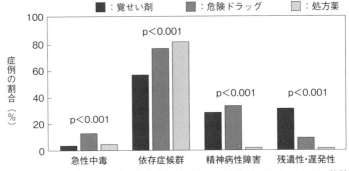

図7 覚醒剤・危険ドラッグ・処方薬関連障害症例の比較：ICD-10 F1 下位診断

ら"覚醒効果を求めて""疲労の軽減""性的効果を求めて""ストレス解消",が多かった。一方処方薬群では,覚せい剤群と危険ドラッグ群に比べて"抑うつ気分の軽減""不安の軽減""不眠の軽減""疼痛の軽減",が多い傾向が認められた。

②薬物の入手経路(図6)……主たる薬物の入手経路に関しては"友人"($p < 0.001$),"知人"($p < 0.001$),"恋人"($p < 0.001$),"密売人"($p < 0.001$),"医療機関(精神科)"($p < 0.001$),"医療機関(身体科)"($p < 0.001$),"薬局"($p < 0.001$),"インターネット"($p < 0.001$),"店舗"($p < 0.001$),について三群間で有意差が認められた。顕著な特徴としてみられたのは,覚せい剤群では"密売人"(40.9%),"不明"(22.6%),が多く,危険ドラッグ群では"店舗"(52.4%),"インターネット"(22.3%),が多かった。一方,処方薬群では"医療機関(精神科)"(85.5%),"医療機関(身体科)"(23.3%),が多かった。また,"友人"および"知人"からの入手は覚せい剤群と危険ドラッグ群で処方薬群よりもやや多く(11.8%,7.6% vs. 0.0%:10.8%,6.5% vs. 0.6%),"薬局"は処方薬群のみで認められた(4.7% vs. 0.0%,0.0%)。

③ICD-10 F1下位診断(図7)……ICD-10 F1下位診断に関する3群間比較では"F1x.0 急性中毒"($p < 0.001$),"F1x.1 有害な使用"($p < 0.001$),"F1x.2 依存症候群"($p < 0.001$),"F1x.3 離脱状態"($p < 0.001$),"F1x.4 せん妄を伴う離脱状態"($p < 0.019$),"F1x.5 精神病性障害"($p < 0.001$),"F1x.6 健忘症候群"($p < 0.002$),"F1x.7 残遺性障害・遅発性精神病性障害"において有意差が認められた。

ここでは特に重要な依存症候群と精神病性障害に関する結果を取りあげておく。依存症候群は危険ドラッグ群と処方薬群で該当者が多く,その比率は覚せい剤群に比べて高かったが(75.5%,80.2% vs. 55.6%),精神病性障害に関しては覚せい剤群と危険ドラッグ群で該当者が多く,その比率は処方薬群よりも高かった(28.0%,31.5% vs. 1.2%)。この結果は,かなり控え目にいっても,危険ドラッグには"覚せい剤に勝るとも劣らない"依存性や精神病惹起危険性があることを示唆している。

おわりに

　危険ドラッグは2012年の病院調査において初登場し，いきなり覚せい剤につぐ第2位の乱用薬物となった。それから2年の間，政府は数々の規制を行ってきた。それは指定薬物の拡大であり，2回の包括指定であった。その意味で，今回の調査結果は規制強化の限界を示しているともいえよう。

　もっとも，2014年末の薬事法改正により販売停止命令および自主検査命令の対象拡大をとったことで，国内の店舗数は激減し，表面上，危険ドラッグ問題は鎮静化している。しかし近い将来，ふたたびあらたな"脱法的薬物"が登場し，社会問題化するであろう。そのときに備える意味でも，簡易検査法の開発，ならびに，国内における薬物依存症治療体制の整備は喫緊の課題である。

文　献

1) 松本俊彦・他：全国の精神科医療施設における薬物関連精神疾患の実態調査．平成26年度厚生労働科学研究費補助金（医薬品・医療機器等レギュラトリーサイエンス総合研究事業）分担研究報告書，2014.

第8章

精神科救急における向精神薬関連障害
――危機介入と予防を中心に――

はじめに

　われわれは，1987年以降ほぼ隔年で，全国の有床の精神科医療施設を対象として，「全国の精神科医療施設における薬物関連精神疾患の実態に関する調査（以下，病院調査）」を実施してきたが，その2010年調査[1]では驚くべき事実が明らかにされた。なんと睡眠薬や抗不安薬などの向精神薬が，有機溶剤を差し置いて，覚せい剤につぐわが国第2位の乱用薬物となったのである。それだけではない。向精神薬関連障害患者の75％が精神科医から「薬物」を入手しているという事実が明らかになったのである。このことは，向精神薬関連障害の発症には精神科医が無視できない影響を与えている可能性を示唆している。

　さて，このようにわが国第2位の乱用薬物となった向精神薬であるが，その関連障害は精神科救急現場では必ずしもメジャーな依存性薬物とはいえない。というのも，向精神薬の場合，覚せい剤，あるいは近年深刻な広がりをみせている危険ドラッグなどと異なり，「精神病性障害」を惹起する作用はないからである。実際，精神科医療にアクセスした向精神薬関連障害患者の大半が，依存や乱用といった「使用障害」と診断されており，「精神病性障害」はほぼ皆無である[1]。

　それでは，向精神薬関連障害患者が精神科救急とまったく無縁かといえば，そうともいえない。たとえば過量服薬による自殺企図を行い，しかし，幸いにして一般科救急での治療を要するほどの医学的障害を呈していない場合に，精神科救急にアクセスしてくることはある。

　本章では，精神科救急現場で遭遇する向精神薬関連障害患者の問題として，

過量服薬による自殺企図を取り上げ，その危機介入と予防について私見を述べさせていただきたい。

I　向精神薬関連障害と自殺との関係

　意外に知られていないが，過量服薬による自殺企図は，ベンゾジアゼピン（benzodiazepine；以下，BZ）をはじめとする向精神薬依存と密接な関係にある。われわれの調査[1]では，向精神薬関連障害患者は，覚せい剤関連障害患者にくらべて自殺関連行動を呈する者が多く（33.6％ vs. 10.5％），しかも，約半数がそのような自己破壊的行動の手段として「医薬品の服薬」を用いていたことが明らかにされている。このことは，鎮静薬関連障害患者が，単なる薬物乱用・依存者であるだけでなく，自殺行動のハイリスク群でもあり，鎮静薬依存・乱用患者と過量服薬患者は重複する集団である可能性が高いことを示唆している。われわれが全国7カ所の物質依存専門医療機関における通院患者を対象とした，別の調査でも，向精神薬乱用・依存患者は，アルコールや覚せい剤の乱用・依存患者にくらべて，M.I.N.I.（Mini International Neuropsychiatric Interview）の自殺リスク得点，ならびに，うつ病性障害のスクリーニングに用いられる自記式評価尺度であるK10の得点が有意に高く，高度な自殺リスクと重篤なうつ症状の併存が確認されている[2]。

　BZ系などの向精神薬が引き起こしている問題は，薬物乱用・依存だけにはとどまっていないことを認識しておく必要がある。わが国では近年，都市部での精神科診療所数の増加に伴い，向精神薬の過量摂取による自殺企図で救急搬送される患者の数が増加しており[3]，こうした患者の8割近くがBZ系の睡眠薬・抗不安薬を過量摂取していたという報告もある[4]。

　BZ系薬剤の過量摂取は致死性が低い一方で，衝動的な患者の場合には，BZの脱抑制作用により，自傷行為や自殺企図，あるいは攻撃的行動を惹起する危険性がある。すでに廣川ら[5]は，精神科治療下にありながら自殺既遂にいたった者の多くが，縊首などの致死性の高い自殺行動におよぶ直前に，BZなどの精神科治療薬を過量摂取していたことを報告し，これによって惹起された脱抑制ないし酩酊状態が自殺行動を促進した可能性を指摘している。

II 過量服薬の危機介入

1. 過量服薬患者のアセスメント

　過量服薬後における最初の精神科診察は，情報を収集する場としてきわめて重要である。過量服薬におよぶ直前の数日間の生活を丁寧におさらいするだけでも，これまで主治医として見落としていた患者の問題を包括的に把握し直すことができる。

　まずは，「なぜ今回，過量服薬にいたったのか」という動機を明らかにしなければならない。特に重要なのは，その過量服薬が自殺の意図によるものなのか，あるいは，不快感情への対処，あるいは，他者の行動を変化させることを意図したものなのかを判断することである。その際，注意すべきなのは，医療者の側が一方的に患者の自殺意図を過小評価してしまう可能性がある，という点である。ホートン（Hawton）ら[6]は，青年期の故意の自傷に関して，「患者が過量服薬の理由について『死にたかったから』と供述しても，臨床家は『誰かが自分を愛してくれているかどうかを確かめるため』，あるいは，『誰かの行動を変えるため』と捉える傾向がある」と指摘しているが，これは成人においても同様に当てはまることであろう。

　自殺の意図によるものであれ，また，それ以外の意図によるものであれ，過量服薬には必ず，なんらかの現実的な困難（対人関係のトラブル，あるいは家族問題や経済的問題など）への対処としての意味がある（例：苦痛からの逃避，重要他者の行動を変化させる）。そのような困難を同定し，解決の方策を考えなければならない。

2. 近い将来における再企図リスクの評価

　近い将来における再企図リスクを評価するためには，今回の過量服薬に際しての動機を把握するだけでは十分ではない。あたりまえの話であるが，現在の自殺念慮と近い将来の自殺意図についても質問しなければならない。その際，患者が自殺念慮を否定したとしても安心はできない。自殺が切迫し，その意図が強固となった状況では，自らの計画を妨害されないように，むし

ろ自殺意図は隠蔽される傾向がある[7]。

再企図に影響を与えるほかの要因としては，過去における致死性の高い手段・方法による自殺企図の既往，ならびに，患者の過量服薬に対して家族が敵意をもって反応していることに注意したい。

3．過量服薬患者のマネージメント

過量服薬後の対応として，精神科入院は必ず考慮される選択肢の一つであるが，入院治療の目的について慎重に検討しなければならない。もしもその入院がある種の「懲罰」や物理的な拘束だけを目的としているのであれば，自殺を延期させる以上の効果は期待できないであろう。マネージメントにおいて重要なのは，背景にある現実的困難の解決に向けたソーシャルワークと，感情的苦痛への対処スキルの向上である。そのような環境調整やスキルトレーニングへの導入といった介入のために，精神科病棟という安全な環境が役立つと判断した場合に，入院という選択肢が意味を持つ。

もちろん，本人が同意しているのであれば，たとえば「家族の休息」といった理由での入院を否定するつもりはない。長い治療プロセスのなかには，そうした対応が必要なこともあろう。また，過量服薬が，統合失調症や妄想型うつ病の精神病性症状や，激越型うつ病の焦燥・興奮といった，薬物療法による改善が期待できる精神症状の直接的な影響下で行われた場合には，入院環境による集中的な精神科治療は効果的なのはいうまでもない（ただし，こうした病態の場合，過量服薬という手段を用いることは比較的まれで，もう少しグロテスクかつ致死性の高い手段を選択する傾向があるが）。

いずれにしても，処方内容の大々的な見直しは必須である。筆者は救命救急スタッフを対象とした研修会で講師をつとめるたびに，受講する救急医から，「患者が過量服薬を繰り返しても処方を何も変えず，依然として患者に長期処方や多剤大量療法を続けている精神科医って，一体何なんですか？」という，怒りをぶつけられている。もっともな怒りである。本来，過量服薬直後は，主治医が主導権をもって処方内容の整理できる絶好の機会のはずである。したがって，この機会にこそ，依存性のある薬剤，意識水準を低下させることでかえって衝動性や自殺念慮を高めている薬剤，賦活効果により情動を不

安定にしている薬剤，あるいは，大量摂取で致死的な結果をもたらしうる薬剤などを中止し，できるだけシンプルな処方内容へと変更するべきであろう。

また，患者が一度に大量の薬剤を手にすることがないように，当面は患者に週1～2回といった短い間隔での通院を指示する必要もある。なお，この頻回通院は，患者に対する随伴性マネージメントとして機能し，過量服薬の再発予防効果も期待できる。

III 過量服薬の予防

1．過量服薬のリスクが高い患者

筆者らの研究では，リストカットなどの自傷行為の経験のある患者の7割近くが過量服薬の経験をもっており，患者の6割以上が治療経過中に過量服薬をすることが確認されている[8]。自傷患者の場合，治療開始1年以内に発生する過量服薬の予測因子は，17歳以前に親族による性的虐待を受けた経験があること，および，日本語版の信頼性と妥当性が確立されている摂食障害に関する自記式評価尺度（大食症質問票 bulimia investigatory test of Edinburgh；BITE）が高得点であることである[9]。また，治療開始後3年以内における深刻な自殺行動の予測因子としては，BITE高得点，アルコール・市販薬乱用のエピソード，17歳以降の性暴力被害が同定されている[10]。

上述した，筆者らの一連の研究からもわかるように，自傷患者の自殺行動にかかわる要因として摂食障害症状は重要な位置を占めている。ただし，この場合の摂食障害とは必ずしも臨床診断を意味せず，あくまでも自記式評価尺度であるBITEによって把握される，潜在的な神経性大食症傾向である点に注意されたい。神経性大食症は，神経性無食欲症にくらべると看過されやすいが，夜間の過食を抑えようとして，ひそかに睡眠薬の過量服用を繰り返している患者は意外に多いものである。

心的外傷の指標ともいえる解離症状にも注意する必要がある。特に，外傷後ストレス障害患者でフラッシュバックの頻発に苦慮している者，あるいは，解離性同一性障害患者で，主人格の意に反した破壊的な交代人格への変換を抑えようとする者は，しばしば過量服薬に及ぶ。こうした患者は，少しの時

間でも熟睡することでこの状況から回復できることを経験的に知っており，何とかして「眠ろう」として睡眠薬を追加服用しているうちに，予期せぬ大量服薬となってしまう。

なお，このような患者の特徴は，日頃より執拗に「頭痛」を訴え，市販鎮痛薬を乱用していることが多い。その意味では，頭痛と市販薬乱用の存在は過量服薬ハイリスク患者の重要な指標といえるかもしれない。

2．通常診療における注意点

診療において心がけるべきなのは，まずもって向精神薬依存を作り出さないことである。筆者らの調査[11]では，精神科治療の過程で向精神薬依存を呈した患者が受けてきた診療時間や頻度にこれといった特徴はなかったが，その一方で，以下の問題が認められた。①乱用者に人気のある薬剤（flunitrazepam, triazolam, etizolam, zolpidem, Vegetamin®など）を不用意に処方している，②いわゆる「フライング処方」を繰り返している（4週間分処方したにもかかわらず，2週間目に来院した患者に再度4週間分処方している），③無診療投薬（いわゆる「薬のみ外来」）を繰り返す。

安易な頓服薬の使用にも注意する必要がある。これは，精神科病棟でしばしばみられる現象であるが，夜勤帯に入院患者が不安を訴えてナースステーションを訪れると，看護師がろくに話も聞かずに医師から指示された不安時頓服薬を患者に手渡す。15分後，患者は再び不安を訴えに来ると，今度は別の看護師が，面倒くさそうに第二の頓服薬を手渡す……。こうしたやり取りを通じて，患者は，感情的苦痛を誰かに言葉で伝えるのではなく，薬で「心に蓋をする」という不適切な対処を学習してしまうのである。同じ現象は外来診療でもしばしば起こっている。

なお，実際の診療にあたっては，患者と協働的に話し合う姿勢を大切にしたい。危険な薬剤を処方しないことに関して毅然としている必要はあるが，それが「問答無用」といった態度となるのは好ましくない。というのも，過量服薬をする患者のなかには幼少時からの有形無形の暴力に翻弄され，制圧されてきた生活史をもつ者が少なくない。加害者との外傷記憶を賦活する医療者の態度は，医原性に過量服薬を誘発する。

おわりに

　精神科薬物療法の進歩が，今日における精神科医療と地域精神保健の展開に大きな貢献をしてきたことについては，疑いをはさむ余地はない．しかし同時に，新たな問題を発生させたのも事実であり，その一つが本章でとりあげた過量服薬の問題なのである．

　とはいえ，今日，いっさいの薬物療法をせずに精神科治療を行うことは現実的ではない．そもそも精神科患者自体が自殺ハイリスク集団であり，過量服薬による自殺企図を完全に防ぐことなど不可能に近いことも承知しておく必要がある．多少とも臨床経験のある精神科医で，「自分の患者は過量服薬などしない」と断言する者がいたとすれば，それは，明らかに「モグリ」であろう．

　誤解をおそれずにいうが，筆者は，患者に過量服薬をされること自体は，主治医として必ずしも恥ずべきことだとは思わない．大切なのは，発生した過量服薬の一つ一つを丁寧に振り返り，そこから多くを学んで，将来の過量服薬を減らす努力をすることである．その積み重ねこそが，最終的に自殺予防に資するのであろう．

文　献

1) 松本俊彦, 尾崎茂, 小林桜児, 他：わが国における最近の鎮静剤（主としてベンゾジアゼピン系薬剤）関連障害の実態と臨床的特徴―覚せい剤関連障害との比較. 精神経誌, 113；1184-1198, 2011.
2) 松本俊彦, 松下幸生, 奥平謙一, 他：物質使用障害患者における乱用物質による自殺リスクの比較―アルコール, アンフェタミン類, 鎮静剤・催眠剤・抗不安薬使用障害患者の検討から. 日本アルコール・薬物医会雑誌, 45；530-542, 2010.
3) 武井明, 日良和彦, 宮崎健祐, 他：総合病院救急外来を受診した過量服薬患者の臨床的検討. 総病精医誌, 19；211-219, 2007.
4) 大倉隆介, 見野耕一, 小縣正明：精神科病床を持たない二次救急医療施設の救急外来における向精神薬加療服用患者の臨床的検討. 日救急医会誌, 19；901-913, 2008.
5) Hirokawa, S., Matsumoto, T., Katsumata, Y., et al.：Psychosocial and psychiatric characteristics of suicide completers with psychiatric treatment before death：A psychological autopsy Study of 76 cases. Psychiatry Clin Neuroscenci, 66；292-302, 2012.

6) Hawton, K., Rodham, K., Evans, E.：By Their Own Young Hand：Deliberate self-harm and suicidal ideas in adolescents. Jessica Kingsley Publisher, London, pp.21-39, 2006.（松本俊彦，河西千秋監訳：自傷と自殺—思春期における予防と介入の手引き，金剛出版，2008）
7) Shea, S.C.：The Practical Art of Suicide Assessment：A guide for mental health professionals and substance abuse counselors, Wiley, Hoboken, 2002.（松本俊彦監訳：自殺リスクの理解と対応—「死にたい」気持にどう向き合うか，金剛出版，2012）
8) 松本俊彦，山口亜希子，阿瀬川孝治，他：過量服薬を行う女性自傷患者の臨床的特徴：リスク予測に向けての自記式質問票による予備的調査．精神医学，47；735-743，2005.
9) 松本俊彦，阿瀬川孝治，伊丹昭，他：自傷患者の治療経過中における「故意に自分の健康を害する行為」：1年間の追跡調査によるリスク要因の分析．精神医学，48；1207-1216, 2006.
10) 松本俊彦，阿瀬川孝治，伊丹昭，他：自己切傷患者における致死的な「故意に自分を傷つける行為」のリスク要因：3年間の追跡調査．精神神経学雑誌，110；475-487，2008.
11) 松本俊彦，成瀬暢也，梅野充，他：向精神薬乱用と依存（1）—依存症専門医療機関調査．平成23年度厚生労働科学研究費補助金障害者対策総合研究事業（精神障害分野）「様々な依存症における医療・福祉の回復プログラムの策定に関する研究（研究代表者：宮岡等）」総括・分担研究報告書，pp.26-47, 2012.

第9章

「幻のドラッグ」——フェンサイクリジン（phencyclidine）関連障害の文献的検討

はじめに

　危険ドラッグの乱用が始まった当初，ハーブ系の危険ドラッグには大麻の有効成分THC（テトラヒドロカンナビノール）と類似した化学構造を持つ，JWHシリーズと呼ばれる合成カンナビノイド，そして，粉末状もしくは液体状の危険ドラッグには，覚せい剤に類似した化学構造式を持つカチノン誘導体が含有されているとされていた。

　当然，国はこうした成分に対する規制を強化したが，その結果はといえば，わずかに化学構造の「枝葉」部分を変えた新商品が登場するという，際限のないイタチごっこがくりかえされた。こうした状況のなかで，包括指定という新たな薬物規制の方法が登場したわけである。これは，化学構造の「幹」にあたる部分が共通していれば，「枝葉」部分をいくら改変しても，ダメという規制である。

　この包括指定は，2013年3月にJWHシリーズに対して行われ，翌年の2014年1月にはカチノン誘導体に対して行われた。これによって，危険ドラッグ騒動は鎮静化するかと思いきや，現実にはその反対で，薬物依存臨床の現場には新たな混乱が訪れたのだった。すなわち，薬物依存症外来に受診する危険ドラッグ依存症患者の症状はかつてないほど深刻化し，再使用するたびに錯乱状態を伴う精神病状態やけいれん発作，失神，横紋筋融解症などを呈して救命救急センターに搬送された。そして，機を同じくして国内各地で，危険ドラッグ使用下での交通事故や暴力事件が立て続きに発生した。どうやらJWHシリーズとカチノン誘導体に対する包括指定により，わが国でこれまで乱用されてきたいかなる薬物にも似ていない，新たな成分を含む危

険ドラッグが登場したとしか考えられなかった。

　その新たな成分が何であったのかはいまもって定かではない。しかし筆者は，そうした患者の尿を検体として簡易検査をした結果，フェンサイクリジン（phencyclidine；PCP）反応が陽性となるという体験を立て続けにした。ところが，その検体を精密検査ではPCPは検出されないのである。おそらく2回の包括指定以降に登場した新たな危険ドラッグには，PCPの化学構造に類似した成分が含まれていたのであろう。実際，その精神神経症状はPCPによる症状に非常に酷似していた。といっても，筆者はもちろん，筆者と親しいわが国の代表的な薬物依存症専門医数名のなかにも，PCP関連障害患者の治療を経験した医師はいない。筆者自身，1960～70年代に米国を震撼させた薬物として文献でのみ知る，いわば「幻のドラッグ」である。そう考えてみると，包括指定以降の危険ドラッグを理解するには，PCPに関する知識は不可欠といえるかもしれない。

　そこで本章では，米国におけるPCPに関する文献にもとづいて，米国におけるPCP乱用の実態，ならびに，PCPが引き起こすさまざまな精神症状とその治療に関する概説を試みたい。

I　PCP乱用の歴史的背景

1．解離性麻酔薬としての開発

　PCPは，N-methyl-D-aspartate（NMDA）受容体の非競合的antagonist（拮抗剤）であり，NMDA受容体内のイオンチャンネルに結合し，細胞内へのカルシウムイオンの流入を阻害する作用を持つ物質である[8]。

　この薬剤は，1952年に米国の製薬会社Parke-Davis社によって外科用麻酔薬として開発された。当時，PCPは，循環・呼吸機能を抑制せずに，疼痛刺激や環境からの刺激入力に対する無反応状態をもたらす，安全な麻酔薬として期待されており，1963年にはセルニール（Sernyl）という名称で麻酔薬として認可された。しかしその後まもなく，術後せん妄を起こしたり，幻覚・妄想などの精神症状を呈したりする危険性が高いことが判明し，1965年にはヒトを対象とした臨床試験が禁じられた。

2. 乱用第1期（1960年代後半）

　違法なPCP乱用に関する最初の報告は，Parke-Davis社が開発を断念してからわずか2年後の1967年であった。それは，サンフランシスコのハイト・アシュベリー地区で出回った錠剤のPCPであった。この薬剤は，服用した者に幻覚・妄想と予測不能な深刻な暴力行動を引き起こし，ただちに社会問題となっただけでなく，薬物乱用者のあいだでさえも，「危険な薬物」という悪評が高まった。あまりにも悪評が高かったこともあり，専門家の多くがPCP乱用の拡大はあり得ないと考えていたという[4]。

3. 乱用第2期（1970年代）

　ところが，1972年頃よりPCPはサンフランシスコとワシントンDCという二つの都市を中心に急速に乱用が広がった。この乱用拡大には，PCPの摂取方法の変化が関係しているといわれている[3]。1960年代後半に流通した錠剤型PCPは，効果発現に時間を要し，効果を求めて追加服用しているうちに最終的には過剰摂取となり，結果的に予期せぬ反応が発現しやすかった。しかし，1970年代に大麻タバコ（通称「ジョイント」）などの葉に粉末を振りかけて吸煙するという摂取方法が登場したことで，量の微細なコントロールが容易になった。その結果，PCPは，大麻と同様，若者のあいだで広く使用されるようになり，「LSDよりははるかに安全なサイケデリックドラッグ」「大麻よりちょっとだけ強い」といった，60年代後半の悪評を覆す評判が広がった。取り締まり強化によりLSDなどの薬物が入手困難となったことも，PCPの需要を高めた。そして，製造が容易であるというPCPの特徴が，違法な密造工場の林立を許し，需要に応えるだけの供給が可能となった。

　こうした状況のなかで，1970年代，PCPは若者に急激に広まった。PCPは，1972年には米国内で第23位，1974年には第21位の乱用薬物であったが，1975年になると第5位となった。また，12〜17歳ならびに18〜25歳におけるPCP生涯経験率は，1976年に3％および9.5％であったのが，1977年には5.8％および13.2％へと上昇した[4]。

　なお，PCPには多数のストリート名がある。たとえば，代表的な名称だけでも，「エンジェルダスト（angel dust）」「キラー・ウィード（killer weed)」「スーパーウィード（superweed）」「ピース・ピル（peace pill）」「ロケット・フューエル（rocket fuel）」，などがある[8]。

II 乱用者の臨床的特徴とPCP使用様態

1．乱用者の臨床的特徴

　NIDA（National Insitute of Drug Abuse：米国国立薬物乱用研究所）の調査によれば，1970年代の米国におけるPCP乱用者には次のような特徴があったという[4]。すなわち，白人の若者に多く，多剤乱用傾向を呈し，アルコール乱用問題も併存していた（70％がマリファナを併用し，50％がアルコールを併用）。逮捕・補導歴を持つ者が多く，保護観察中の者も少なくなかったが，経済的には比較的余裕のある郊外の家庭に生まれ育った者が多かった。

2．使用時の主観的感覚

　PCPの粉をジョイント（大麻タバコ）にまぶして吸煙すると，1〜5分で効果の発現を感じ，5〜30分で「多幸感」がピークに達し，以後4〜6時間持続する。この間，よくしゃべり，仲間と気持ちが通じ合ったような感覚を抱く。その後，6〜24時間かけて効果が抜け，次第に気分が落ち，イライラした気持ちを自覚したり，孤立感を覚えたりする[3]。最終的に24〜48時間後になっていつもと同じ「正常状態」に戻ったという感覚を持つという。

　乱用者に対するインタビュー調査によれば，PCP使用の利点として，乱用者の58％が「ハイになる」と回答し，29％が「よいところなどない」と回答したという。一方，欠点としては，乱用者の63％が「自分をコントロールできなくなるところ」と回答した[3]。

3．使用様態の変化

　PCPの初回使用年齢は平均19.2歳で，その85％は友人との集団使用のなかで体験している[4]。初回使用の動機としては，55％が「好奇心」，残る45％は「ハイな気分を求めて」であったという。その約半数は，初回使用か

ら1年後には週3回以上使用している状況を呈しており，75％の者は3年後に習慣的にPCPを使用するようになっていた。そのうちの一部の者は，月に2〜3回，「runs（48時間以上の連続使用）」を体験していた。

　乱用過程で摂取方法の変化も見られる。初回使用の摂取方法としては吸煙90％，経鼻吸引10％と，吸煙摂取が多いが，使用が習慣化する頃には，経鼻吸引75％，経口摂取60％，静注30％と，より大量に摂取しやすい方法へと変化していた。

　乱用者の多くは，PCP使用に際しての耐性獲得を自覚していた。乱用者の多くは，「当初は二三口吸うだけでハイになれたのに，1週間毎日使っていると，ジョイント1本吸いきらないと同じ効果が得られなくなってしまう」と述べていた[3]。

　なお，これまでのところ明確な離脱症状に関する報告はない。

Ⅲ　PCP関連精神障害の4段階

　スミスら（Smith, et al）[10]は，PCPによって引き起こされる精神障害は，症状の持続時間の長さにもとづいて，次の四つの段階に分類している。

1．第1段階：急性PCP中毒

　PCP摂取から数分〜数時間以内に見られる病態である。この病態では血中と尿中のいずれからもPCPが検出されることから，PCPの中枢神経系に対する直接的な薬理作用によって引き起こされたものと理解できる。

　急性中毒症状の重症度はPCPの血中濃度に依存する。血中濃度が低い段階では，好戦的態度（Combativeness）とカタトニー状態（Catatonia）が特徴的であり，高い段階ではけいれん（Convulsion）と昏迷・昏睡（Coma）という「4C症状」が特徴的である。これらの症状は，摂取直後から72時間以内まで持続するのが通常である[10]。

　PCPによる昏迷では，痛覚刺激に無反応となり，深部痛にのみ反応する。高血圧と頻脈を呈するが，呼吸は正常に保たれている。神経学的には，瞳孔は当初散大を呈しており，水平・垂直方向への自発的眼振も見られ，筋強剛

とカタレプシー，特徴的な「blank stare（茫乎とした表情）」を呈する。失見当識，状況把握困難も認められる。

　意識が保たれている患者の場合には，多彩な精神医学的症状が観察される。具体的には，幻視優位の幻覚，妄想，易興奮性，思考障害，拒絶症，敵意，自己身体の拡張感などの身体イメージの障害であり，突発的な暴力行動も生じやすい。

2．第2段階：PCP中毒性精神病

　PCP摂取直後から24時間～7日以上持続する，幻覚（幻視優位）。妄想を主体とする病態である。通常，血中PCPはもはや検出されなくなっているが，尿中PCPは検出されることが多い。

3．第3段階：PCP誘発性精神病

　PCPによって誘発された精神病が1カ月以上持続する病態であり，幻覚は幻聴が優位となる。PCPを摂取した者のうちの一部にしか生じず，摂取量や乱用期間との関連も乏しいことから，潜在する統合失調症の誘発との鑑別が問題となる病態である。なお，当然ながら，この病態では血中・尿中にPCPは検出されない。

4．第4段階：PCP誘発性うつ病

　PCPを摂取した者の一部に見られ，上記第1～第3段階のいずれかを経た後に発現するうつ状態であり，通常，数日～数カ月間持続する。華々しい精神病症状を欠いていることから見逃されやすいが，自殺のリスクが高い病態であり，注意が必要である。気分や意欲の変化だけではなく，記銘力低下も認められ，背景には脳の全般的機能低下が推測されている。

Ⅳ　PCP関連精神障害の症例[10]

1．症例1：第1段階→第4段階

　サンフランシスコのベイエリアで開催されたロックコンサートで，さま

ざまな薬物乱用経験のある6人の若者が、音楽を聴きながらPCPの錠剤を摂取した。量は不明であった。彼らは以前にも吸煙でPCPを使用した経験があったが、錠剤による摂取は初めてであった。この6人はいずれもPCPによる酩酊状態を体験したが、そのうちの一人（17歳の白人の男子高校生）が昏睡状態に陥ってしまった。友人たちは彼を救急医療センターに連れて行った。外来処置室でしばらく経過を観察したが、時間経過に伴って筋強剛はますます増強し、呼吸促迫を呈した。彼はそのまま入院となり、3日間あまりものあいだ人工呼吸器を装着された。

集中的な全身管理を受け、3日後には彼は意識を回復し、急性PCP中毒の状態から脱した。しかし、その後1週間以上にわたって、記憶力減退や意欲低下が遷延した。

2．症例2：第2段階

38歳の黒人男性。彼は過去にまったく薬物使用歴がなく、精神医学的問題の既往もなかった。あるとき彼は、知人から「スーパーウィード」という名前の「新しいタイプのジョイント」を勧められて使用するようになった。その薬物を吸煙するようになってから、彼は思い込みが激しくなり、妄想的な言動や攻撃的な態度が目立つようになった。2週間毎日その薬物を使用した後、彼自身もさすがにその薬物が自分によくない影響を及ぼしているのに気がつき、まる一日だけ使用をやめてみた。しかし、特に状況の改善が見られないので、今度は前以上に量を増やしてその薬物を摂取するようになった。彼は、自分の不調と薬物とは関係がなく、むしろ「量が少ないのが不調の原因ではないか」と考えたのだった。しかしその後、まもなく彼は暴力的となり、自分の飼い犬の首を切り落とすという行為に及んだ。また、刃物を手に持って外出し、街の大通りを歩いていた見ず知らずの人に対して切りつけようとした。こうした行動の結果、周囲は何らかの精神病罹患を疑い、救急医療センターに連れて行かれた。

医学的検査の結果、彼が摂取していた薬物にはPCPが含有されていることが判明した。彼はそのまま入院となり、抗精神病薬による薬物療法を受けた。しかし2日後には彼は強行に退院を希望し、退院後の薬物療法も拒絶し

た。退院後，12週間程度のうちに精神病症状は改善した。

3．症例3：第3段階

26歳の白人女性。アルコール・薬物乱用歴はないが，統合失調症による長い精神科治療歴があった。あるとき彼女はパーティで周囲から勧められて初めて「エンジェルダスト」を大麻タバコにまぶして吸煙した。大麻タバコを半分くらい吸ったところで，彼女は妄想的な状態を呈し，幻聴と幻視の出現を自覚した。

パーティのあった日から2日ほど，両親のいる自宅で様子を見ていたが，精神状態は一向に改善しなかったので，家族に地域の精神科病院に連れて行かれ，そのまま入院となった。彼女が吸煙した薬物のなかからPCPが検出されたが，彼女の血液中および尿中からはPCPは検出されなかった。その後4週間以上にわたって精神病状態が続いたが，抗精神病薬による薬物療法により軽快した。

V　PCP精神病の症候と治療

1．統合失調症の急増？

ルイサダ（Luisada）[6]によれば，1970年代前半，ワシントンDC近郊で統合失調症様の精神病を呈する患者の入院が急増したという。そうした患者にはいくつかの共通する特徴が見られた。すなわち，多彩な症状，前駆症状を欠いた突然の発症，抗精神病薬に対する反応性の乏しさ，突発的な暴力，カタトニー様の奇異な姿勢もしくは昏迷，顕著な思考障害もしくは滅裂思考，統合失調症の家族歴を欠く，注射痕など薬物使用を疑わせる身体的特徴を欠くといった点である。また，これらの精神病は，約3～4週間持続した後に，突如として劇的に改善する点でも共通しており，さらに最も重要な共通点として，発病前に「エンジェルダスト」なる薬物を吸煙していた。

このような患者は，ワシントンDC周辺の精神科医療機関における新規入院患者の3分の1を占めるほどであり，一時は「統合失調症の急増か」とも思われた。しかし，この種の患者の新規入院は1974年にピークを迎え，そ

の後，減少していった．この減少は，当時，ワシントンDC周辺に多数存在していた違法なPCP密造工場が，警察の摘発によりつぶれていくのと同期していた．つまり，急激に増加した統合失調症様の精神病患者は，PCP使用によって精神病を呈していたのである．

2．PCP精神病の症候学的特徴

PCP精神病の特徴は，予測不能の暴力行動（例：「俺の視界に入ったやつは全員ぶっ殺す！」）と昏迷にあり，その症状は，PCP断薬後2～3日はさほど激しくないものの，数日を経過した頃より激しさを増してくるという．具体的には，昏迷，誇大妄想や超人妄想，被害妄想といった種々の妄想，思考途絶や滅裂思考，幻聴などが認められる．予測不能の暴力行動の背景には，怒りと恐怖が入り交じった猜疑心が存在するともいう．この病態は，上述したスミスら[10]のPCP摂取以降の持続時間にもとづく分類では，第2段階の中毒性精神病と誘発性精神病の双方をカバーするものと考えられる．

PCP精神病と統合失調症との鑑別は，横断的症状と縦断的経過から次のように整理できる[6,10]．まず横断的症状における相違点としては，PCP精神病では，幻聴よりも幻視優位，時間感覚の異常，身体イメージの障害，体性感覚障害（特に痛覚低下）といった特徴が認められるという[10]．縦断的経過から見た相違点としては，本人・家族に精神障害の既往がないこと，前駆症状と見なしうる心理社会的機能不全の挿話がないこと，2週間以上の精神病症状の遷延がないこと，抗精神病薬に対する治療反応性が乏しいことが指摘されている[6]．

3．PCP精神病の入院治療

PCP精神病患者の予測不能な暴力性は，統合失調症患者の比ではなく，それこそ「視界に入る者はだれかれかまわず」と不特定多数に対する攻撃行動に及びやすい．したがって，早期にPCP精神病を疑い，それに対応した治療体制で望むことが重要となってくる．ルイサダ[6]は，「もしも精神病症状を呈する患者に暴力的傾向，敵意，特有の知覚異常が認められた場合には，たとえ患者がPCP使用を供述していなくとも，PCP精神病を疑う必要があ

る。というのも，PCP 精神病患者の多くは PCP による健忘により，自身の PCP 使用に関する記憶を想起できないからである」と述べている。

　ルイサダによれば，暴力傾向が深刻な PCP 精神病では通院治療という選択肢はありえず，入院に際しても非自発的入院の形式をとらなければ，治療自体を継続させることはできないという。彼は，PCP 精神病に対する平均 2 週間の入院治療を，治療目標が異なる，以下の 3 段階に整理して論じている。

　①第 1 期：暴力と精神病の治療（5 日間）：この段階では，自他に対する暴力防止，治療継続環境の確保，刺激入力の減少，精神病や興奮の低減を治療目標とし，施錠可能な隔離室への非自発的入院とする。精神病症状と易興奮性に対する薬物療法にはさまざまな議論がある。抗コリン作用が強く，PCP の薬理作用を増強する可能性があるフェノチアジン（phenothiazine）系抗精神病薬は避け，ジアゼパム（diazepam）とハロペリドール（haloperidol）を併用すべきという意見もあれば，薬物療法を施行せずに自然経過に任せるべきという意見もある。しかしルイサダは，クロルプロマジン（chlorpromazine）単剤を 200 ～ 400mg/ 日投与するというシンプルな薬物療法がもっともよいと主張している。

　②第 2 期：易興奮性と予測不能な行動の治療（5 日間）：第 2 期にも引き続き第 1 期の治療を継続する。ただし，第 2 期に入ると，依然として思考障害や幻覚・妄想を呈しながらも，刺激過敏性や興奮性は軽減する。しかしその一方で，広範な妄想，焦燥，恐怖感，過活動は突発的もしくは間欠的に出現し，妄想的な構えは残存しており，突然，暴力的になる危険性があることから，かかわる際には注意を要するという。

　③第 3 期：人格再統合（妄想と思考障害の完全消失）（4 日間）：治療開始後 10 日を過ぎた第 3 期に入ると，人格の再統合がはかられて病前の人格が徐々に回復される。入院前の生活状況に関する洞察や医療者との意思疎通も可能となり，治療に対して協力的な態度を見せるようになる。PCP 使用について患者自身が語れるようになるのはこの時期であることが多い。

4．PCP 精神病患者の退院後フォローと転帰

　退院後の外来通院は，抗精神病薬の漸減中止を行ううえで重要である。ル

イサダ[6]は、「しかし残念なことに、再使用に関する注意にもかかわらず、患者の大半は退院後少なくとも1回はPCPを再使用し、再び精神病を呈して再入院となる者も少なくない」と述べている。そのような患者の多くは、「気持ちよさが忘れられなくて」「今度はうまく使えるかなと思って」などと、再使用の理由を述べることが多いという。

また、ルイサダは、退院したPCP精神病患者の4分の1は、PCP再使用がないにもかかわらず精神病を自然再燃するとも述べている。ただし、このような再発症例では、暴力性は目立たず、抗精神病薬に対する反応性も初回入院時とは比較にならないほど良好であるという。しかしその一方で、自然再燃による精神病から回復した後には人格水準の低下を来しており、統合失調症と鑑別しがたい病像を示すと指摘している。

このような臨床的実感にもとづいて、ルイサダは、最初の精神病挿話はPCP精神病であったが、その後の自然再燃は統合失調症の発症と理解すべきではないかと指摘している。彼は、PCP精神病に罹患することは、「別の精神病」に対する罹患脆弱性を準備する可能性があるのではないかと推測している。

VI 健常被験者に対するPCP使用実験

PCP精神病臨床症例の症状を統合失調症のそれと比較し、その異同を議論し、PCP特異的な症状を抽出しようとする方法論には、重大な限界が存在する。まず、PCP精神病患者の多くが、PCPと同時に大麻（「ジョイント」）などの薬物も摂取しており、また、PCPの錠剤の大半にはPCPのアナログや他の薬物成分が混入されている。さらに、遷延持続するPCP精神病は、むしろPCPによって誘発された統合失調症と見なすべきという研究者も少なくない。これらは、「PCP精神病＝PCPの薬理作用によるもの」とはいえない可能性を示している。PCP特異的な精神症状を知るという意味では、むしろ健常被験者を対象とした投与実験（いずれもヒトに対する投与実験が禁止される1965年以前の古い研究だが）の知見の方が重要かもしれない。

ルビーら (Luby et al)[5] は，9人の健常被験者に 0.1mg/kg の PCP を投与し，それによって出現する精神症状を観察した。その結果，被験者全員が「身体イメージの変化」（刺激に対して自他の区別がつかず，離人感や非現実感を体験），「疎隔感」（周囲から切り離されて孤立した感覚），「思考障害」（結論に向けて思考をまとめることができない，抽象的思考の障害，言語新作，思考の飛躍，反響言語）を体験したという。また，ロゼンバウムら (Rosenbaum et al)[9] は，12人の健常被験者に PCP を 0.075〜0.1mg/kg 投与したところ，やはり全員に陽性症状（幻聴と思考障害），陰性症状（感情鈍麻，無気力，無動機），カタトニー的状態（精神運動制止，拒絶症，無動），認知障害（知識の意味づけや抽象能力の障害）が認められたことを確認している。

さらに，バッカーとアミニ (Bakker & Amini)[1] は，7人の健常被験者に 12mg の PCP を静注した結果，一過性の意識障害の後に連合弛緩などの思考障害が顕著となっただけでなく，感覚入力のフィルター機能が低下し，知覚した情報の中で特定のものに焦点をあてることもできなくなり，情報の取捨選択が困難となったことを報告している。他にも，健常被験者に PCP を投与する実験から，PCP による神経認知機能障害が統合失調症のそれと類似している[9]，あるいは，統合失調症と同様の抽象思考，象徴思考の低下がもたらされる[2] などの知見が得られている。

おわりに

今日，国内だけでなく，米国の薬物依存に関する臨床研究においても，PCP はほとんど取り上げられることのない薬物である。筆者が個人的に知っている，何人かの米国の依存症専門医に尋ねても，PCP 精神病の治療経験を持つ者は少ない。PCP 乱用や PCP 精神病は，1970年代の米国に限定した出来事であったという印象を受ける。このような米国の実情にもかかわらず，統合失調症治療薬の開発者のあいだで，いまもなお PCP 精神病をめぐる議論が熱く続いているという現実に，いささかの戸惑う気持ちもある。

今回，改めて 1970 年代の米国で蓄積された PCP 精神病に関する文献を

渉猟して率直に感じたのは，PCP精神病におけるどの病態の，どの症状が，統合失調症のどのような症状と類似しているのかを明確にしなければならない，ということである。スミスらのいう急性PCP中毒やPCP中毒性精神病は，幻覚における幻視優位性，体性感覚異常や身体イメージ障害を伴うなどの点で統合失調症とは異なる症候学的特徴を持っている。また，それらの病態における寡動や無動は昏迷によるものであって，統合失調症の陰性症状とは峻別されるべき症候である。むしろ統合失調症と類似しているのは，遷延持続したPCP誘発性精神病であるが，この病態に見られる発動性低下や人格水準の低下は，PCPの薬理作用というよりも，潜在する統合失調症の顕在化によるものと捉えた方が妥当という気もする。

それでは，PCP動物モデルが意味をなさないのかといえば，そうともいえない。健常被験者に対する投与実験は，PCPが連合弛緩などの思考障害──この症状は，幻覚・妄想以上に統合失調症の本質的な症状であるように思われる──を人工的にもたらす可能性を示唆している。

門外漢である筆者がいうのは大変おこがましいことではあるが，案外，このあたりに統合失調症の治療薬開発の肝があるのかもしれない。

文　献

1) Bakker, C.B. & Amini, F.B.：Observations on the psychotomimetic effects of Sernyl. Compr. Psychiatry, 2；269-280，1961.
2) Cohen, B.D., Rosenbaum, G., Luby, E.D. et al.：Comparison of phencyclidine hydrochloride (Sernyl) with other drugs. simulation of schizophrenic performance with phencyclidine hydrochloride (Sernyl), lysergic-aid diethylamide (LSD-25), and amobarbital (Amytal) sodium. 2. Symbolc and sequential thinking. Arch. Gen. Psychiatly, 6；395-401，1962.
3) Graeven, D.B.：Chapter 8. Pattern of phencyclidine use. In：Phencyclidine (PCP) Abuse (eds. by Peterson, R.C. & Stillman, R.C.), NIDA Research Monograph 21, pp.176-182，Rockville, 1978.
4) Lerner, S.E. & Burns, R.S.：Chapter 5. Phencyclidine use among youth：History, epidemiology, & acute and chronic intoxication. In：Phencyclidine (PCP) Abuse (eds. by Peterson, R.C. & Stillman, R.C.), NIDA Research Monograph 21, pp.66-118, Rockville, 1978.
5) Luby, E.D. & Cohen, B.D., Rosenbaum, G. et al.：Study of a new schizophrenomimetic

drug ; Sernyl. AMA. Arch. Neurol. Psychiatry, 81 ; 363-369, 1959.
6) Luisada, P.V. : The phencyclidine psychosis : Phenomenology and treament. In : Phencyclidine (PCP) Abuse (eds. by Peterson, R.C. & stillman, R.C.), NIDA Research Monograph 21, pp.241-253, Rockville, 1978.
7) 松本俊彦，尾崎茂，小林桜児他：全国の精神科医療施設における薬物関連精神疾患の実態調査．平成 22 年度厚生労働科学研究費補助金　医薬品・医療機器等レギュラトリーサイエンス総合研究事業「薬物乱用・依存の実態把握と再乱用防止のための社会資源等の現状と課題に関する研究（研究代表者　和田清）」分担研究報告書，pp.89-115，2011.
8) Peterson, R.C. & Stillman, R.C. : Chapter 1. Phencycldine : An overview. In : Phencyclidine (PCP) Abuse (eds. by Peterson, R.C. & Stillman, R.C.), NIDA Research Monograph 21, pp.1-17. Rockville, 1978.
9) Rosenbaum G., Cohen, B.D., Luby, E.D. et al. : Comparison of Sernyl with other drugs-simulation of schizophrenic performance with Sernyl, LSD-25, and amobarbital (Amytal) sodium. 1. Attention, motor function, and proprioception. AMA Arch. Gen. Psychiatry, 1 ; 651-656, 1959.
10) Smith, D.E., Wesson, D.R, Buxton, M.E. et al. : Chapter 13. The diagnosis and treatment of the PCP abuses syndrome. In : Phencyclidine (PCP) Abuse (eds. by Peterson, R.C. & Stillman, R.C.), NIDA Research Monograph 21, pp.229-240, Rockville, 1978.

第10章

薬物依存症臨床における倫理
―― 医療スタッフ向け法的行動指針 ――

はじめに

　薬物依存臨床に従事する援助者は，そのさまざまな局面において司法的問題とのかかわりを避けることができない。そして，そのことが援助者をして薬物依存臨床にかかわることを忌避させる一因となっているように思われる。
　ある意味で無理もない話である。そもそも，その多くが法令によって規制されている薬物を使用すること自体が，犯罪を構成する行動だからである。経験の乏しい援助者であれば，患者が違法薬物を使っていることが判明した場合にはどのように対応すべきか，といった点から悩むのは当然である。また，入院治療中の違法薬物の持ち込みや自己使用，あるいは，通院治療のなかで尿検査を実施したところ覚せい剤反応が陽性となった場合の対応なども悩ましい問題であろう。
　問題は薬物使用に関するものだけではない。薬物依存症患者のなかには，反社会的な行動をとる者も少なくなく，援助者自身が患者からの暴力・脅迫に曝される可能性がないとはいえないのである。また，せっかく入院治療にまで至ったものの，強い薬物渇望に圧倒されて薬物依存症患者が病棟から抜け出してしまう場合も珍しくない。こうした場合，援助者としてどこまで責任を負い，どこから薬物依存症自身に責任を求めるのかといった点については，誰も公式には教えてくれない。
　本章では，このように薬物依存症の援助をするにあたって，知っておくべき司法的問題を整理し，援助者としての対応の指針を概説したい。

I　わが国の依存性薬物に関する法令

　最初に，薬物乱用・依存の臨床に関連する法令について概説しておきたい。

1．歴史的背景
　わが国の薬物犯罪取締法令には，麻薬及び向精神薬取締法，あへん法，大麻取締法，覚せい剤取締法，毒物及び劇物取締法の五つの法令があるが，わが国における薬物に対する法規制の歴史は意外にも浅い。戦前にも太政官布告（1868年），（旧）阿片法（1897年）などによる麻薬の規制は行われていたが，本格的な取り組みは，第二次世界大戦後，GHQ指導下におけるポツダム勅令による麻薬，あへん，大麻の規制からといってよい。
　このポツダム勅令はまもなく麻薬取締法取締大麻取締法（1948年）へと発展した。その後，軍需品であったヒロポンの流通によって，文化人や学生から端を発して未曾有の覚せい剤汚染が発生するにおよび（第一次覚せい剤乱用期），覚せい剤取締法（1951年）が制定されることとなった。また，麻薬取締法は制定後に何度かの改正が行われ，特にヘロイン乱用問題に対応した1963年の改正では，麻薬中毒者の措置入院制度など，罰則強化や対象薬物拡大だけにとどまらない医療・保護的制度も加わり，現在の麻薬取締向精神薬取締法（1990年）にも引き継がれている。さらに，1960年代後半，フーテン族を中心とした有機溶剤乱用の流行に対しては，1972年，毒物及び劇物取締法による有機溶剤乱用の規制が行われた。わが国における薬物関連法令制定の歴史は，そのまま戦後の薬物乱用をめぐる社会情勢を反映している（表1）。

2．各法令の規制と概要
1）麻薬及び向精神薬取締法（以下，麻向法）
　この法令の規制対象は，麻薬，麻薬原料植物，向精神薬，麻薬向精神薬原料である。ただし，規制の方法は麻薬と向精神薬で異なっていることに注意されたい。

第10章　薬物依存症臨床における倫理　109

表1　わが国における依存性薬物に関する法制度の変遷

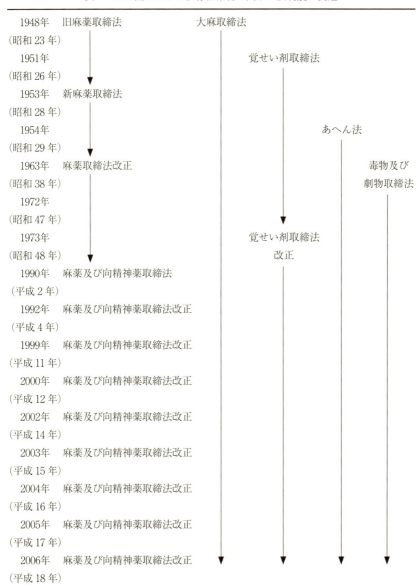

1948年（昭和23年）	旧麻薬取締法	大麻取締法		
1951年（昭和26年）			覚せい剤取締法	
1953年（昭和28年）	新麻薬取締法			
1954年（昭和29年）				あへん法
1963年（昭和38年）	麻薬取締法改正			毒物及び劇物取締法
1972年（昭和47年）				
1973年（昭和48年）			覚せい剤取締法改正	
1990年（平成2年）	麻薬及び向精神薬取締法			
1992年（平成4年）	麻薬及び向精神薬取締法改正			
1999年（平成11年）	麻薬及び向精神薬取締法改正			
2000年（平成12年）	麻薬及び向精神薬取締法改正			
2002年（平成14年）	麻薬及び向精神薬取締法改正			
2003年（平成15年）	麻薬及び向精神薬取締法改正			
2004年（平成16年）	麻薬及び向精神薬取締法改正			
2005年（平成17年）	麻薬及び向精神薬取締法改正			
2006年（平成18年）	麻薬及び向精神薬取締法改正			

この法令は，厚生労働大臣の免許を持つ麻薬取扱者（麻薬製造・製剤・販売業者など）や都道府県知事の免許を持つ麻薬施用者（研究・医療での使用者）以外の者が，麻薬を所持，輸出・輸入，製造，製剤，譲渡・譲受，施用・使用することを禁じている。ここでいう麻薬とは，医学的概念ではなく法律的概念であり，ヘロイン，モルヒネなどのアヘンアルカロイドという医学的概念における麻薬に加え，コカイン，LSD，MDMA（通称エクスタシー）などの合成麻薬も含まれていることに注意したい。さらに，2002年の改正によって，脱法ドラッグとして社会問題化した，サイロシビンなどの催幻覚物質を含有するキノコ類やその菌糸（通称マジックマッシュルーム[1]），あるいは，2005年に東京都内で発生した，急性中毒状態での殺人事件に関与した5-Meo-DIPT[2]（通称フォクシー）も，新たに規制の対象として追加されている。
　また，向精神薬に関しては，乱用された場合の有害性を考慮し，麻薬よりは緩やかな規制を行っており，医療用の施用に関しても，向精神薬処方箋を受けていれば問題はない。それでも，依存性・乱用の危険性にもとづいて，向精神薬は第1種から第3種にまで分類され，種別に応じて輸出・輸入の規制や保管・管理について異なる規制が定められている。また，製造，販売，輸出・輸入，試験・研究などの取り扱いに際しても，厚生労働大臣や都道府県知事の免許が必要である。
　なお，麻向法には，他の薬物犯罪取締法にはない特徴があり，麻薬中毒者に対する医療・保護制度に関する規定，および医師などによる都道府県知事への届け出義務が定められている。これについては後述する。

2）あへん法
　この法令の規制の対象は「けし」「けしがら（「けし」の麻薬を抽出できる部分）」「あへん（「けし」の液汁が凝固したもの）」である。この法令では，あへんの使用は医療および学術研究目的に限定されており，厚生大臣の免許がなければ，けしの栽培，あへんの採取，輸出・輸入，買い取り，受け渡し，所持を禁じている。また，あへん・けしがらの吸食については全面的に禁止されている。なお，生あへんを医薬品として加工した「あへん末」は麻薬とみなされ，麻向法の規制対象である。

第10章 薬物依存症臨床における倫理 111

表2 薬物犯罪取締法令の主要な違反様態と罰則

薬物	麻薬及び向精神薬取締法		あへん法	大麻取締法	覚せい剤取締法		毒物及び劇物取締法
	ヘロイン	その他の麻薬	向精神薬	あへん・けしがら	大麻	覚せい剤	覚せい剤原料	トルエンなど
輸出・輸入	A①	B①	F③	B①	E②	A①	C①	―
製造	A①	B①	F③	B①(あへんの採取)	―	A①	C①	―
製剤・小分け	C	D	F③	D^α	F^β	C^α	E^α	―
譲り渡し	C^α	D^α	G^γ	D^α	F^β	C^α	E^α	―
譲り受け	C^α	D^α		D	F	C	E	―
所持	C	D	G(譲渡目的所持)					I(乱用目的の所持)
施用・使用	C	D		D*(吸食)	F(研究目的,医薬品としての使用・施用)	C	E	I(吸入使用)
廃棄	C	―	―	H*	―	―	―	―
栽培	―	B①(麻薬原料植物)	―	B①(けし)	E②	―	―	―

罰則：単純犯の罰則．( )内は営利犯の罰則．+は情状により罰金刑が併科されることをあらわす．
A：1年以上の有期懲役（無期若しくは3年以上の懲役+1,000万円以上の罰金）
B：1年以上10年以下の懲役（1年以上の有期懲役+500万円以下の罰金）
C：10年以下の懲役（1年以上10年以下の有期懲役+500万円以下の罰金）
D：7年以下の懲役（1年以上10年以下の懲役+300万円以下の罰金）
E：5年以下の懲役（10年以下の懲役+300万円以下の罰金）
F：5年以下の懲役（7年以下の懲役+200万円以下の罰金）
G：3年以下の懲役（5年以下の懲役+100万円以下の罰金）
H：1年以下の懲役+20万円以下の罰金
I：1年以下の懲役若しくは3万円以下の罰金（2年以下の懲役若しくは5万円以下の罰金）
*：営利犯の規定なし
予備罪：資金などの提供罪：①5年以下の懲役，②3年以下の懲役，③2年以下の懲役
周旋罪：α 3年以下の懲役，β 2年以下の懲役，γ 1年以下の懲役

3）大麻取締法

この法令では，都道府県知事の免許を受けた大麻取扱者以外による，大麻の所持，栽培，譲渡・譲受，輸入・輸出，研究目的の使用が禁止されている。大麻そのものの使用を禁止する規定はないが，大麻から製造した医薬品の施用，施用のための交付，受施用は全面的に禁止されており，大麻から成分の抽出，抽出成分（ハッシシ・オイルなど）の使用は，麻向法によって禁止されている。

4）覚せい剤取締法

この法令の規制の対象は，「覚せい剤」および「覚せい剤原料」である。本法令は，覚せい剤の用途を医療および学術研究に限定し，指定された取扱者以外による，覚せい剤および覚せい剤原料の輸入・輸出，製造，所持，譲渡・譲受，使用を禁止している。

覚せい剤は，後述する麻向法における医療・保護制度の対象とはなっておらず，都道府県知事への届出・通報義務はなく，警察への通報義務もない。しかし，たとえ医師が通報したとしても，これは医師の守秘義務違反にはあたらない。過去に医療機関で偶然実施した検査により覚せい剤使用が判明した患者を通報した医師が，「守秘義務違反」として告訴される事件があったが，この事例に関してはすでに最高裁判所が，「治療や検査中に違法薬物を検出した場合，これを捜査機関に通報するのは正当。守秘義務に違反しない」という判断を示している。要するに，医師は患者の覚せい剤使用について警察に通報してもしなくとも，法的には問題がないわけである。

なお，筆者が厚生労働科学研究班で行った専門家会議[3]では，班員全員が，「覚せい剤の再使用は依存症の認識を深める重要な契機となるので，司法的な対応ではなく，あくまでも治療的にとりあげるべきである」という見解で一致している。

5）毒物及び劇物取締法

この法令でいう有機溶剤とは，トルエンと酢酸エチル，トルエンまたはメタノールを含有するシンナー，接着剤，塗料，閉塞用またはシーリング用の充塡料である。本法令では，これらの有機溶剤を摂取・吸入すること，あるいは摂取・吸入の目的で所持すること，こうした目的を知って販売または授

与することを禁止している。覚せい剤と同様，麻向法における医療・保護制度の対象ではなく，届け出・通報義務もない。

なお，上述した各法令における違反様態と罰則を**表2**に整理しておく。

II 麻向法の届け出・通報義務と医療・保護制度

1．届け出・通報義務

いずれの違法薬物についても，援助者が警察へ通報することを義務づけた法令はない。もしも援助者が公的機関に所属する公務員である場合には，警察に通報しない場合には，「公務員の犯罪告発義務（刑事訴訟法239条の2）」に抵触するのではないかという危惧を耳にすることがあるが，これは罰則規定がない条項であり，公務員であったとしても，「更生・治療上の観点から，守秘義務を優先して告発しない」という裁量は許容されるという[3]。

しかし，その援助者が医師である場合には，「都道府県知事への届け出」の義務が生じる場合がある。麻向法第58条の2では，「医師の診察の結果受診者が麻薬中毒者であると診断したときには，すみやかに，その者の氏名，住所，年齢及び性別その他厚生労働省令で定める事項をその者の居住地の都道府県知事に届け出なければならない」と定められている。ここでいう麻薬は，ヘロイン，モルヒネ，コカイン，LSD，MDMAなどの麻向法の規制対象に加え，あへんや大麻など，他の法令の規制対象も含んでいることに注意したい。

なお，麻向法における「麻薬中毒者」の概念は，「麻薬中毒とは，麻薬に対する精神的身体的欲求を生じこれを自ら抑制することが困難な状態，即ち麻薬に対する精神的身体的依存の状態をいい，必ずしも自覚的または他覚的な禁断症状が認められることを要するものではない（昭和41年厚生省薬務局長通達）」と定義されている。要するに，麻薬中毒の診断には，急性中毒による精神病や身体依存は必須の症候ではなく，薬物使用を中心とした生活習慣の存在が重要なのである。個人的には，この定義は臨床的にも妥当なものと考えている。というのも，一般にLSD，MDMA，大麻の依存では身体依存，耐性上昇，離脱症状が不明瞭であり，重篤な依存者でも身体依存が認

められないことがある。他方で，わずか1回の薬物使用の結果，急性中毒による重篤な精神病を呈しても，届け出不要という判断もありえる。

2．届け出・通報とその後の措置（図）
1）都道府県薬務課への連絡
　ある患者を麻薬中毒という診断をした場合，医師はまず都道府県の薬務課に電話で連絡しなければならない。そして，薬務課連絡をもって，都道府県知事に通報したことになり（麻向法58条の2），薬務課はその患者を自治体の麻薬中毒者台帳に登録する。同時に薬務課は，地方厚生局麻薬取締部を介して厚生労働省に報告するが，この報告によって警察への通報がなされることは原則としてない。

2）麻薬取締員による環境調査
　その後，薬務課職員である麻薬取締員は，その患者が通院・入院している病院へと出向いて患者と面会し，環境調査を行う。この環境調査は，精神保健指定医による診察（58条6）の必要性の判断を目的としている。麻薬取締員は自治体所属の司法警察官としての権限を持っているが，環境調査は取り調べではなく，あくまでも医療・保護の必要性と本人の治療意欲を評価するためのものである。

3）麻薬中毒者の診察（58条の6）と入院措置（58条度8）
　環境調査の結果，都道府県知事が必要と認めた場合には，精神保健指定医による診察が行われる（58条の6，7）。診察の結果，「当該受診者が麻薬中毒者であり，かつ，その者の症状，性行及び環境に照らしてその者を入院させなければその麻薬中毒のために麻薬，大麻又はあへんの施用を繰り返すおそれが著しいと認めた」ときには，厚生労働省が定める病院（「麻薬中毒者医療施設」）に措置入院させることができる。この際，精神保健指定医は，30日以内の措置入院中に，治療に必要な入院期間を，3カ月を限度として決定しなければならない（58条の8）。治療経過のなかで入院期間の延長が必要となった場合には，各自治体の麻薬中毒者審査会に申請し，全入院期間が6カ月を超えない範囲で毎回2カ月までの延長ができる（58条の9）。なお，すでに精神保健福祉法にもとづいた入院治療中であったり，あるいは，本人

```
┌─────────────────────────────────┐
│ 麻薬中毒又はその疑いのある者       │
│ ・医師の届け出（58条の2）         │
│ ・麻薬取締官等の通報（58条の3）    │
│ ・検察官の通報（58条の4）         │
│ ・矯正施設の長の通報（58条の5）    │
└─────────────────────────────────┘
              ↓
┌─────────────────────────────────┐
│ 都道府県知事（薬務課）への届け出・通報 │
└─────────────────────────────────┘

┌─────────────────────────────────┐
│ 麻薬取締員による環境調査          │
└─────────────────────────────────┘

┌─────────────────────────────────┐
│ 精神保健指定医による診察（58条の6）│
│ ・入院措置の要否判断（麻薬中毒であり，入院させなければ麻薬の│
│   施用を繰り返すおそれの著しい場合）│
│ ・精神保健指定医に，30日以内の措置入院中に入院期間を決定し，│
│   その入院期間は全体で3ヶ月を超えない範囲とする。│
└─────────────────────────────────┘
              ↓
┌─────────────────────────────────┐
│ 都道府県知事による措置入院（58条の8）│
└─────────────────────────────────┘
     ↑                    ┌──────────────────────┐
     ├────────────────────│ 麻薬中毒者審査会（58条の8）│
     │                    └──────────────────────┘
     │                    ┌──────────────────────┐
     ├────────────────────│ 入院期間の延長（58条の9）│
     ↓                    └──────────────────────┘
┌─────────┐
│ 退  院  │
└─────────┘
     │               ┌──────────────────────────────────┐
     ├───────────────│ 麻薬中毒者相談員による観察・指導（58条の18）│
     ↓               └──────────────────────────────────┘
┌─────────┐
│ 社会復帰 │
└─────────┘
```

図　麻薬及び向精神薬取締法における麻薬中毒者の医療・保護

の治療意欲が十分に認められ，居住環境や精神症状などの観点から通院でも治療が可能と判断されたりした場合には，ただちに後述するアフターケアが実施される。

4）麻薬中毒者相談員によるアフターケア（58条の18）

退院後の通院期には，麻薬中毒者相談員による定期的な観察・指導が実施される。麻薬中毒者相談員は非常勤の自治体職員であり，司法権のない，守秘義務を負った職種である（保護司の兼任が多い）。本人の薬物再使用に際しては，医学的治療を促す方向で援助・指導を行う。なお，観察・指導の頻度については，昭和40年厚生省薬務局長通達によって，①退院後3カ月未満については1カ月に1回以上，②退院後1年未満の者については2カ月に1回以上，③退院後2年未満の者については4カ月に1回以上，④退院後3年未満の者については6カ月に1回以上，⑤退院後3年以上を経過した者については1年に1回以上という基準が定められている。

5）観察・指導の解除

麻薬中毒者指導員によるアフターケアのなかで，5年以上のクリーン（薬物を使わない生活）が達成されれば，薬務課から厚生労働省に対して解除申請が行われる。解除となった場合には，その者の名前は自治体の麻薬中毒者台帳から削除される。

3．麻向法における医療・保護制度の問題点

麻向法における医療・保護は，医学的治療を重視したアフターケア制度である。司法権（逮捕等の身柄拘束を行使する権利）がなく，守秘義務が優先される麻薬中毒者相談員の観察・指導によって，違法薬物依存者を医学的治療へと促すとともに，治療からの脱落を防ぐ役割が期待されている。これは，一種の治療的ダイバージョンともいえるシステムであり，上手に利用すれば臨床的に意義ある制度である。たとえば，LSD，MDMA，大麻などの依存者の外来治療においても積極的にこの届け出を行うことで，治療からの脱落を防ぐ効果を得ることもできる。その意味では，麻向法の医療・保護制度は薬物依存症患者の支援に資する制度といえるが，実際の臨床場面では必ずしも正確に運用されているとはいえない。以下にその問題点を列挙しておく。

1）医師が制度を知らない・制度対象の基準が不明瞭

これは筆者の印象であるが，身体科医はもとより，精神科医のなかでも麻向法の届け出義務を知らない者が少なくない。多少知っている者でも，「大麻」も届け出の対象に含まれていることを知らなかったり，届け出先を「都道府県知事」ではなく「警察」と誤解していたりする。また，「麻薬中毒」の診断を，身体依存を手がかりにして行うために，合成麻薬や大麻のように身体依存の徴候を欠く薬物の乱用者が，「麻薬中毒者」と診断されない場合もある。いずれも法令理解の不十分さゆえに生じている問題である。

とはいえ，麻向法の届け出については専門家のあいだでも見解は一致していない。先に述べた厚生労働科学研究班の専門家会議[3]でも，麻向法58条の2の運用については，「ヘロインのみ届け出を行う」「いっさい届け出ない」などと意見はさまざまに分かれた。おそらく麻向法自体が1960年代前半におけるヘロイン乱用拡大に対応して作られたものであり，MDMAやLSDといった依存性薬物の台頭は想定されていなかった。その意味では，今後，現状に即した改正がなされる必要があろう。

2）治療関係への影響

薬務課への届け出に際しては，本人に詳しい制度の説明を行い，できれば同意を得ることが望ましい。法令によって定められているとはいえ，今後も当該医療機関での治療を継続する以上，ある程度のインフォームド・コンセントが必要である。本人に何も告げずに届け出をした場合，何も知らない本人のもとに薬務課から突然連絡が入ることになる。結果として，患者は「せっかく立ち直ろうと思って病院に来たのに，医者に正直に話したら『通報』された」と誤解し，治療関係は致命的に損なわれてしまうであろう。

しかし，一口にインフォームド・コンセントといっても，この問題は単純にはいかない。これは筆者の専門病院での経験であるが，かつて非医師の予診担当者が，すべての初診患者に対して，医師の診察前に麻向法の届け出義務の説明を行ったことがある。その結果，かなりの数の受診者が医師の診察を拒んで帰ってしまった。届け出に際しては，アフターケアの内容を詳しく説明し，本制度は回復を援助するものであり，警察への通報ではないことを十分に説明する必要がある。

3）対象患者の治療意欲が乏しい場合には無効である

　麻薬中毒者相談員には司法権がなく，業務に際しては守秘義務が優先される。これは相談業務においては望ましいことであるが，他方で，本人の治療意欲が乏しく，相談員のかかわりを拒んでいる場合にはなすすべがない。同じ薬務課職員である麻薬取締員には司法権があるが，ただちに逮捕に踏み切れるわけではない。とはいえ，切迫した自傷・他害のおそれがあれば，麻薬中毒者相談員，麻薬取締員，家族が相談し，家族からの警察通報を打診することはありえる。

Ⅲ　その他の司法的問題への対応

　薬物依存臨床では，患者の問題行動により，援助者としての責任と安全な治療環境の維持とのあいだで板挟みになる場面がある。また，安全な治療環境を維持するためとはいえ，医師の守秘義務や応召義務とのかねあいで判断に苦慮することがある。

　以下に提示するのは，筆者らの研究班[3]で作成した，訴訟リスクを回避しながら，同時に依存症候群からの回復にも資する対応の基準である。

1．治療中の規制薬物再使用の取り扱い

　すでに述べたように，医療機関における尿検査の結果を警察に通報することに法的な問題はないが，薬物依存臨床の専門家の意見は，「治療を深める重要な契機と捉え，今後の治療について話し合う材料とし，通報することはない」というものであった。ちなみに，海外では，尿検査結果は司法的な対応でなく，治療的に活用する方がよい転帰につながるという認識が一般的となっている[4]。

2．通院治療中の院内における薬物関連犯罪（薬物の使用・所持・譲渡・売買）

　法的には，警察に通報することに問題はないが，薬物依存臨床の専門家は，「自己使用に関しては通報しない」という意見で一致していた。

3．入院治療中の院内における薬物関連犯罪（薬物の使用・所持・譲渡・売買）

法的には，入院中の犯罪に関する警察通報は医師の裁量に委ねられている。一方，専門家の意見は「自己使用は通報しない」という点では一致したが，入院治療の継続については，「1回はチャンスを与える」と「強制退院とする」という意見に分かれた。

4．入院治療中の院外における規制薬物自己使用

外出・外泊中の自己使用に関する警察通報についても援助者の裁量に委ねられているが，専門家の意見は，「通報しない」というものであった。

5．強制採尿への協力

専門家の意見は，「警察から強制採尿への協力を要請された場合には令状を確認したうえで協力する」というものであった。一方，医療機関の方から警察に強制採尿を要請する場合があり，このこと自体には法的な問題はないが，専門家は，「治療関係への影響を考慮し，医療機関から要請することはない」という意見であった。

6．通院患者に関する捜査情報照会への対応

通院中の患者が何らかの触法行為によって逮捕され，警察から捜査情報の提供を求められる場合がある。法的には，警察の捜査協力にあたって本人の同意は必要ではなく，警察への協力に関して法的問題はない。しかし，専門家の意見は，「できるかぎり同意書をふまえたうえで文書にて回答すべきである。ただし，緊急性の高い場合にはそのかぎりではない」というものであった。専門家・法律家ともに，「質問された事項に関してのみ回答すべきである」という点では一致していた。

7．強制退院・通院拒否

稀ではあるものの，医療機関では，問題行動を頻発する患者の入院治療や通院治療を断ることがある。これについて法律家は，「何らかの問題行動を

根拠として，強制退院や今後の通院拒否を指示する場合には，医師の応召義務との関係から，事前の説明と契約，ならびに，他の代替的治療の提案が必要である」と指摘している．

おわりに

本章では，薬物依存臨床に必要となる，主要な司法的な知識を取り上げ，対応にあたって参考となる事項を整理した．本稿が，多くの援助者が薬物依存にかかわる際の羅針盤となり，薬物依存症患者に対する忌避的な感情を減じるのに役立つことを願ってやまない．

文　献
1) 松本俊彦，宮川朋大，矢花辰夫ほか：精神症状出現にマジックマッシュルーム摂取が関与したと考えられる2症例．精神医学，41；1097-1099，1999.
2) Matsumoto, T., Okada, T.：Designer drugs as a cause of homicide. Addiction, 101；1666-1667, 2006.
3) 松本俊彦，今村扶美，梅野充ほか：薬物関連精神障害の臨床における司法的問題に関する研究．平成18年度　厚生労働科学研究費補助金　医薬品・医療機器等レギュラトリーサイエンス総合研究事業「薬物乱用・依存等の実態把握と乱用・依存者に対する対応策に関する研究（主任　和田清）」分担報告書，pp.241-273, 2007.
4) National Institute of Drug Abuse (NIDA)：http://www.drugabuse.gov/PODAT/PODAT1.html

第 11 章

妊娠中における精神作用物質の使用

はじめに

　妊娠中における精神作用物質の使用は，妊娠中の母体や胎児に対して短期的にも長期的にもさまざまな弊害をもたらす。そして，いうまでもなく，物質乱用・依存への罹患は，妊娠中にアルコールや薬物を使用することを予測する危険因子である。

　本章では，妊娠中の精神作用物質が母体の健康と胎児の発達に与える影響について概説し，物質依存患者の妊娠．出産を援助する際の注意点を論じたい。

I　妊娠中の精神作用物質使用が母体と胎児に与える影響

1．アルコール

1）妊娠中におけるアルコール乱用の予測因子

　妊娠中のアルコール乱用を予測するのは，妊娠前から飲酒量が多いこと，アルコール依存症に罹患していること，妊娠中における抑うつ症状の存在といった要因である[1]。また，一人親であること，母親が若年であることも妊娠中の飲酒と関係がある[1]。

　妊娠中のアルコール摂取は，母体以上に胎児に強い影響を与える。その影響は，その子どもの新生児期．児童期における発達だけでなく，青年期以降の行動にも影響を与える[3]。これには，女性が男性に比べてアルコールの代謝能力が低く，結果としてアルコールに長時間曝露されやすいこと，さらに，アルコールの胎盤移行性は高いうえに，胎児はアルコール脱水素酵素をほと

んど持っていないことが関係している[2]。

2）胎児性アルコール症候群（fetal alcohol syndrome：FAS）

アルコールの胎児への影響としては，FASがよく知られている。FASは次の三つの特徴からなる臨床概念である。第一に，胎生期および新生児期における低体重や低身長である。特に子宮内胎児発育遅延（intrauterine growth restriction：IUGR）は早期から観察される。第二に，顔面の小奇形である。眼裂が短く，瞳孔部分しか開限しなかったり，鼻と上唇のあいだの縦溝がきわめて浅かったり，上唇が薄く，そのラインが直線的であったりする。第三に，脳の発育不全であり，小頭症がよく知られている。

3）胎児性アルコールスペクトラム障害（fetal alcohol spectrum disorder：FASD）

近年では，FASの概念を拡張した，FASDという臨床概念も提唱されている。これは，すでにFASの症候として指摘されていた先天異常に加えて，青年期になってから明らかになるような先天異常も含めた，広範な概念である。この概念は，周産期におけるアルコール曝露が確認されないFASや，部分FAS（FASの三主徴のうち二つを満たす病態）といった病態に加え，以下の二つの奇形もしくは障害をカバーしている[3]。

一つは，アルコール関連出生時欠損（alcohol-related birth defects：ARBD）である。これは，子宮内におけるアルコール曝露によって引き起こされうる諸臓器，諸器官の先天異常のすべてを指している。比較的頻度が高いものとして，心血管系（心房中隔欠損や心室中隔欠損），骨格系（橈尺骨癒合症や椎骨欠損），腎（腎無発生，低形成腎，異形成腎），目（斜視，眼瞼下垂，血管・神経の奇形），耳（伝導性もしくは感覚性難聴）の奇形が知られている。

もう一つは，アルコール関連神経発達障害（alcohol-related neurodevelopmental disorder：ARND）である。小脳症などの中枢神経系の構造的異常の他にも，アルコール曝露はさまざまな神経系の発達に影響を与え，遺伝子異常や家族内遺伝負因，あるいは環境要因では説明のつかない行動や認知の異常が，このARNDに含まれている。そのなかで特に重要なのが，注意欠如・多動性障害（attention-deficit/hyperactive disorder：ADHD）であり，FASD児の

73％が該当するという[3]。

FASDは，青年期以降，物質使用障害や他の精神障害に対する罹患脆弱性にも関連している。事実，妊娠期間における母親の飲酒は，子どもの青年期ならびにそれ以降の物質使用障害を含むさまざまな精神障害の危険因子であるという報告がある[1]。

4）FAS・FASDとアルコール摂取量の関係

上述した，アルコールによる催奇形性が用量依存的なものかどうかについてはいまだ明確な結論は出ていない。アルコールの大量摂取が高率にFASを引き起こすのはたしかであるが，他方で，少量でも発生したという報告もある[1, 3]。その意味では，妊娠中のアルコール摂取は量の多寡にかかわらず危険という認識が必要であろう[1]。

2．ニコチン（タバコ）

1）妊娠中における喫煙の危険因子

ニコチンは妊娠中の女性に最も多く使用されている精神作用物質であるが，その一方で，妊娠を契機に禁煙を始める女性も少なくない。事実，米国では，15～44歳の妊娠女性の喫煙率（17％）は，同じ年齢の非妊娠女性の喫煙率（29％）よりも低い。しかし，このことはすべての年代に普遍化できるものではない[1]。年齢を15～17歳に限定すると，妊娠女性の喫煙率（23％）は非妊娠女性の喫煙率（17％）よりも高い[1]。

妊娠中の喫煙に関する危険因子としては，配偶者や家族の喫煙，あるいは単身生活，カフェインの大量摂取，何らかの違法薬物の使用，無計画な妊娠といったものがある。また，その女性がアルコール飲料を提供するタイプの飲食店や，仕事中に喫煙する同僚が多い職場に勤務していることも，危険因子の一つである。さらに，妊娠中にも喫煙を続けている人には，不安障害，双極性障害，反抗挑戦性障害，ADHDといった精神障害のなかの，少なくともいずれか一つを満たす者が多い[1]。妊娠中の喫煙は，アルコール乱用や気分障害の併存とも密接に関連している[1]。

2）妊娠中の喫煙が母体に与える影響

ニコチンは胎盤を容易に透過し，中枢神経系の発達に障害を引き起こしう

る。妊娠中のニコチン摂取によって，母体の高血圧，子癇(しかん)，動脈塞栓，脳血管障害等の発症リスクが高まる[1]。なかでも抗リン脂質抗体症候群，あるいは妊娠前に経口避妊薬を内服していた女性が妊娠中に喫煙した場合，そのリスクは著しく高くなる。また，稀なことではあるものの，喫煙によって引き起こされる血管攣縮(れんしゅく)が，妊婦の急性心筋梗塞や胎盤早期剥離を誘発してしまうことがある[3]。

妊娠中の喫煙は，胎児側の血管抵抗を高めて胎児循環に阻害的にはたらき，胎児低酸素症の原因となりうる。特に，子癇前症(しかんぜんしょう)の状態にある妊婦が喫煙した場合には，胎児循環を完全に遮断して，胎児に深刻な影響をもたらす可能性がある。喫煙による胎盤早期剥離のリスクは，摂取されたニコチンの用量に依存しており，一日あたりの喫煙量がタバコ1箱増えると，胎盤早期剥離のリスクが40％も高まる[1]。

3）妊娠中の喫煙が胎児に与える影響

妊娠中の喫煙が胎児に与える影響としては，低出生体重児，IUGR，さらには，多指症や合指症，口蓋裂，尿道下裂，停留睾丸，腹壁破裂，頭蓋骨癒合症(こうがいれつ)といったさまざまな先天奇形がある。また，新生児の肺高血圧症や呼吸障害，乳幼児突然死症候群（sudden infant death syndrome：SIDS）とは密接な関連がある[3]。また，妊娠中に母親が喫煙していた場合，新生児期にNICU滞在日数が有意に長くなるという[3]。

長期的影響としては，幼児期における神経発達の障害がある。妊娠中に母親が喫煙していた子どもは，そうでない子どもと比べて，4歳時点における認知機能や言語発達が軽度から中等度に障害されることが多い。また，児童期におけるADHDとの関連を示唆する報告もある[2]。なお，胎生期におけるニコチン曝露による影響の深刻さは，母親が摂取したニコチンの用量に依存する[1]。

3．ベンゾジアゼピン

妊娠中におけるベンゾジアゼピン（benzodiazepine：BZ）使用に関しては，口唇裂や口蓋裂といった奇形との関係を指摘する報告もあれば，安全性を強調する報告もある[3]。注意する必要があるのは，重篤なBZ乱用者の多く

は，アルコールや他の薬物も乱用しており，BZ単独が原因とは結論しがたい，ということである。総合的に見れば，妊娠中のBZ服用がもたらす催奇形性は比較的低いと考えてよいであろう[3]。ただし，分娩直前における母親のBZ乱用は，新生児の筋トーヌス低下や出生児の呼吸抑制をもたらしうる。

4．大麻

大麻の有効成分であるTHC（tetrahydrocannabinol）は容易に胎盤を通過し，卵巣や精巣の生殖機能，受精卵の着床，妊娠の維持に対して阻害的にはたらく[3]。

新生児に対しては，大麻の薬理作用に神経適応した自律神経系の離脱症状と考えられる「jitteriness（じっとしていられない，落ち着きのなさ）」の他に，低出生体重児やIUGRのような発育不全，心室中隔欠損のような奇形，さらには急性骨髄性白血病や横紋筋肉腫といった悪性疾患への罹患リスクを高める可能性が指摘されている[3]。

5．オピオイド

妊娠中にヘロインや他の医療用麻薬などのオピオイド類の乱用がなされた場合，オピオイドによる急性中毒症状として，新生児の呼吸抑制や心拍数減少を呈しうる[1]。また，新生児にオピオイドに対する身体依存が生じている場合には，出生後に離脱症状が出現する。その代表的な症候は，成長不全，吸い付き反射の消失，過覚醒，焦燥感，振戦，体温調節障害といったものであり，これらは臨床症候群として一括され，新生児離脱症候群（neonatal abstinence syndrome：NAS）と呼ばれている[3]。

また，母親がヘロインを静脈注射で乱用している場合には，胎児へのHIV，B型・C型肝炎，細菌性心内膜炎などの垂直感染のリスクがある。

6．コカイン

妊娠中にコカインを使用した場合，母体への影響としては，使用間欠期の偏頭痛と焦燥感が最も広く認められる現象である。また，コカイン使用時には交感神経刺激症状として血圧上昇，血管攣縮，および凝固系の機能亢進を

呈し，脳出血や脳梗塞といった脳血管障害を起こすことがある。また，経気道的に摂取されるペースト状コカイン（通称「クラック」）の乱用者では，肺炎を呈する者が少なくない（「クラック肺 crack lung」）。しかも，妊娠中には子宮容積増大により肺の下方が圧迫され，吸気時肺容量が減少しているので，肺炎に罹患すると，容易に呼吸困難に陥ってしまう[3]。

一方，コカイン使用による胎児への影響としては，血管攣縮により胎盤床の低酸素状態が引き起こされ，胎盤早期剝離を起こす危険がある。この現象は，通常，機会的，挿話的なコカイン使用ではなく，ビンジ（binge；連続使用）状態で発生する[3]。また，妊娠中のコカイン使用では，早期破水，早期分娩，早期産，周産期における母親のけいれんといった現象が認められることが少なくない。さらに，コカインを静脈注射で使用する乱用者では，オピオイドの場合と同様の感染リスクがある。

7．覚せい剤（メタンフェタミン）

妊娠中にメタンフェタミンを使用することの影響に関する報告は，現時点では症例報告にとどまり，信頼できる報告としては，IUGRの発生率が高いことを指摘した研究しかない[1]。とはいえ，妊娠中のメタンフェタミン使用の母体および胎児に対する影響は，同じ中枢刺激薬であるコカインと同様であると考えてよいであろう。

Ⅲ　物質乱用・依存患者の妊娠・出産に際しての対応

1．アセスメント

妊娠中の精神作用物質使用を防ぐには，まずはアセスメントが重要である。アセスメントにあたっては，次の三点が重要である。第一に，「見た目の印象」ではわからないということである。妊娠したすべての女性患者に対して精神作用物質に関する問診が必要であり，トライエージ®などを用いた尿検査を怠らないようにすべきである。また，妊娠中の精神作用物質使用リスクを高める要因である，配偶者や他の同居家族の精神作用物質使用歴についても情報収集する必要がある。第二に，ニコチン，アルコール，カフェイナ

どの身近な精神作用物質についても確認することである。薬物をやめた薬物依存患者が依然として飲酒や喫煙を続けている，という状況は珍しくない。

そして最後に，問診に際しては，共感的かつ支持的な態度で行い，決して善悪を決めつけるような言動をしてはならない。男性に比べると，女性が飲酒や喫煙することへの偏見は強く，妊娠中であればなおさらである。このため，妊娠中の女性物質依存患者は助けを求めることができないまま，事態が深刻化してしまいやすい。したがって，援助者は患者が正直に告白しやすい態度で臨む必要がある。

妊娠した女性は基本的には「良き母親になりたい」と願っている。筆者の経験でも，女性物質依存患者のなかには，妊娠中だけは一時的に断酒・断薬に成功という者が意外に多い。それだけに，妊娠中にもかかわらず精神作用物質の使用が続いている患者には，何らかの深刻な問題がある。その場合には，次のような可能性を考慮する必要があろう。すなわち，物質依存の重症度がきわめて深刻である，併存する精神障害が著しく悪化している，計画外の／望まない妊娠，性犯罪被害の結果としての妊娠，現在ドメスティック・バイオレンス被害などを受けている，自殺念慮が強まっている……など。

2．マネージメント
1）離脱の対応

妊娠中の患者に精神作用物質の使用をやめさせる際には，離脱症状への対処に注意しなければならない。物質の種類によっては，離脱が母子の生命予後に影響を与える可能性もあり，医療的な支援が必要である。

　a．タバコ：妊娠を機に喫煙女性の多くは禁煙したいと考える。そこで，妊娠中であっても，一時的にニコチン置換薬を用いて減煙を進め，最終的に禁煙する方法を提案する良い機会である。ニコチン置換薬による禁煙補助は，妊娠経過の予後を改善し，胎児に対する安全性も比較的高い。

　b．アルコール・BZ：アルコールとBZは同じ中枢抑制薬であり，作用する受容体も共通しているが，これらの物質の離脱はときに母子の生命予後に深刻な影響を与える。特に，BZを乱用する女性患者のなかには，BZとともにアルコールやバルビツレートの乱用が見られる者もいる。この場合，

離脱けいれんの危険性があり，注意する必要がある．

　原則としてBZに置換してアルコールやバルビツレートの離脱を乗り切った後に，BZを漸減する方法を用いる．たしかに妊娠中のBZ摂取は胎児に影響を与えうるが，アルコールやバルビツレートに比べればまだしも安全である．事実，離脱症状が出現している妊婦に対しては，管理された状況でのBZ投与は母子の生命予後を改善することが指摘されている．

　なお，BZ離脱のなかでも，落ち着きのなさ，不眠，嘔気・嘔吐，高血圧，頻脈といった症状は，正常な妊娠において見られうる症状であり，医療者側がBZ離脱を見落としてしまう危険性がある．BZ離脱と正常な妊娠に見られる症状との鑑別には，「BZ離脱に見られるものの，妊娠ではあまり見られない症状」として，記憶力の障害，注意の転導性亢進，焦燥，振戦，発熱，発汗に注意するとよい[3]．

　c．オピオイド：ヘロインや医療用麻薬といったオピエートの場合，妊娠中の離脱にはかなり神経質にならざるをえない．妊娠中のオピオイドの離脱は，たとえ母親にあらわれた症状がわずかであっても，胎児仮死や，酸素消費量増大による胎盤早期剥離や早期産をもたらしうる．こうした場合，欧米ではメサドン（methadone）の投与が行われ，妊娠中のメサドン使用に関しては，すでに安全性が確立されている[1, 3]．わが国では，オピオイド乱用者が非常に少ないだけに，遭遇した際の対応がむずかしい．現状では，わが国ではメサドン使用も認可されていないので，オピオイド受容体部分アゴニストのブプレノルフィン（buprenorphine；レペタン®）による置換・漸減によって離脱期を乗り切る方法を採用することとなろう．

　なお，妊娠初期に見られやすい感冒様症状や下腹部の違和感は，オピオイドの離脱症状と酷似している．そのため，若い女性乱用者のなかには，妊娠初期に，オピオイドの使用を控えるどころか，むしろ使用量を増やしてしまう，という問題がある[3]．

　d．覚せい剤・コカイン：覚せい剤やコカインといった精神刺激薬の場合，離脱は抑うつ症状と渇望だけであり，中枢抑制薬に見られる自律神経症状は目立たない．したがって，離脱に際しては，特段の薬物療法は要さない．ただ，渇望のために焦燥が強まることがあり，その場合には低用量のBZを投

与する（ただし，続発性のBZ依存には注意する）。
2）出産後の対応

　依存症水準の女性患者で，妊娠中であるにもかかわらずアルコールや薬物の使用をコントロールすることができない場合には，原則として入院治療への導入が望ましい。入院治療に同意しない場合には，代替的に頻回の外来受診や他の民間リハビリ施設の通所プログラムを利用することで，多少でも物質使用が抑制される方法を模索することになる。しかし，妊娠後期となってくると，頻回の通院・通所自体が困難となるので，この方法には限界がある。こうした場合，児童相談所通報も含めて，法的な手続きをとることも検討しなければならない。

　どのような治療を提供する場合でも，地域の保健福祉センターや保健所，ならびに子ども家庭センターや児童相談所といった保健福祉機関との連携は必要である。というのも，実は多くの場合，妊娠の発見から出産までは比較的スムースにことが運び，むしろ問題が生じるのは出産後だからである。

　女性物質依存患者のなかには，一人親，あるいは配偶者や親の協力が得にくい環境に置かれていることも少なくなく，しかも，妊娠中における物質使用の影響による神経発達的問題により，子ども自体がさまざまな育てにくさを抱えていることも稀ではない。こうしたなかで虐待加害のリスクが高まったり，アルコール・薬物再使用のリスクが高まったりする。このような事態を未然に防ぐためには，行政機関の子育て支援サービス，保健師による定期的な訪問，保育園や家事支援のためのホームヘルプ・サービスの積極的な利用により，第三者が日常的に家庭内に入り込むことで「母子関係の密室化」を回避できる体制を準備すべきである。

　また，パートナーの男性が薬物使用を継続しているなど，同居生活を続けること自体が本人の回復に阻害的な影響を与えている場合には，世帯を分離し，生活保護受給下で母子寮に入居するなど，母子ともに安全な環境を整える必要がある。

おわりに

　これまで見てきたように，物質依存患者の妊娠・出産にはさまざまな困難やリスクが伴い，それだけに医療者としてはかかわることを躊躇してしまう事態ではある。しかし，妊娠・出産は，意外にもそれまで膠着していた物質依存の治療経過を大きく変化させる好機ともなりうる。筆者自身の経験を振り返っても，妊娠・出産を機に薬物や暴力の問題を持つ男性との同棲生活を解消して，入院治療や民間リハビリ施設入所を決意し，回復への道を歩み始めた女性物質依存患者は何人かいる。

　忘れてはならないのは，女性物質依存患者のなかには虐待被害のサバイバーが多く，それだけに「よい母親になりたい」という思いが人一倍強い者が少なくない，ということである。その気持ちをうまくつかめば，本人の治療意欲を引き出すのは決してむずかしいことではない。ただ，それには，妊娠しながらも物質使用が止まらない患者を，「ひどい母親だ」と非難するのではなく，その患者の回復を信じ，「この人が良い母親になるのを阻んでいる要因は何か」と冷静に考える態度が必要である。

文　献

1) Bhuvaneswar, C. & Chang, G. : Chapter 26. Substance use in pregnancy. In : (eds.), Kathleen, T., Brady, K.T., Back, S.E. et al. Women and Addiction : A Comprehensive Handbook, Guilford, New York, pp.432-452, 2009.
2) Cornelius, M.D. & Day, N.L. : Developmental consequences of prenatal tobacco exposure. Curr Opino Neurol, 22 ; 121-125, 2009.
3) Martha, J., Wunsch, M.J. and Weaver, M.F. : Chapter 81. Alcohol and other use during pregnancy In : (eds.), Ries, R.K., Miller, S.C., Fiellin, D.A. et al. Principles of Addiction Medicine, Lippincott Williams & Wilkins, Baltimore, pp.1111-1124, 2009.

第 12 章

物質使用障害とアディクションの精神病理学
――「自己治療仮説」の観点から――

はじめに

　最初に，きわめて基本的かつ根源的な疑問を提示してみたい。曰く，「人はなぜ依存症になってしまうのか？」。
　かつて精神医学者たちはこの疑念に対してこう答えていた時代があった。「依存症になるのは，快感をもたらす薬物と聞けば手当たり次第に手を出し，何にでもすぐに依存してしまう，享楽的で自己破壊的で反社会的なパーソナリティの持ち主だからだ」と。
　しかし物質使用障害患者の多くが，手当たり次第の薬物に手を出し，どんな種類の薬物にも依存しているのかといえば，そうではない。大抵は，数種の薬物を遍歴した後に最終的に自分に最もしっくりくる「好みの薬物」にたどり着くといったパターンをとる。しかも興味深いことに，そのたどりついた先の薬物が，その効果や依存性において，必ずしもこれまで経験したなかで最も「ハードなもの」とも限らない。実際，「自分は覚せい剤よりも咳止め薬の方が合う」とか，「覚せい剤よりもシンナーの方がいい」と語る患者はたしかに存在する。その意味で，物質使用障害の病因を嗜癖性パーソナリティや自己破壊型パーソナリティに求めることには無理がある。
　その後の時代になってから，次のように主張する研究者たちが登場した。「依存症になるのは，脳に強烈な快感をもたらし，その快感を脳に刻印づけして，脳を支配してしまう依存性物質を使ったからだ」と。しかしこれでは，多数の習慣的飲酒者のうち，アルコール依存症に罹患する者はそのうちの一部でしかないという現実を説明できない。そもそも，人はいかなる快感にも

呆れるほどすぐに倦んでしまう生き物ではなかったか。それにもかかわらず，一部の限られた人たちだけがいつまでも倦むことなく，その物質を使い続けるのはなぜなのか？

さて本項では，冒頭の疑問に対する回答として，筆者が現時点において最も妥当かつ臨床的と考える理論，「自己治療仮説（self-medication theory）」[5]を紹介したい。

I　自己治療仮説とは——物質使用の背景にある感情的苦痛

物質使用障害患者の多くが他の精神障害にも罹患し，その併存率は3〜7割に及ぶといわれており[15]，そのような重複障害患者のほとんどで物質使用障害よりも先に他の精神障害が発症している。薬物依存症の治療を専門とする米国の精神科医カンツィアンら（Khantzian et al）[5]はこの点に注目し，物質使用が併存精神障害による感情的苦痛への対処として行われている可能性を指摘し，そのことをさまざまな実証的研究を通じて検証してきた。そのような臨床と研究の積み重ねに基づいて提唱された理論が，本項で取り上げる「自己治療仮説」である。この理論の中心をなす考えは，「依存症の本質は，脳内報酬系を介した快感の追求ではなく，感情的苦痛の緩和にある」[5]というものである。

実は，感情的苦痛の存在が物質使用障害を促進することを支持するデータは多数存在する。たとえば，思春期における自尊心の低さや否定的感情，あるいはうつ病エピソードの存在は，後年におけるアルコールやニコチンの使用障害の発症を予測する危険因子であることが明らかにされている[3]。また，重度の成人マリファナ乱用者は，幼児期と思春期において感情的苦痛を抱え，対人関係からも孤立していた者が多いことを指摘する研究がある[13,14]。さらに高齢者においても，ストレスの高い職場環境にあった者は退職後の生活において飲酒量が多くなる傾向があるという報告もある[12]。

さまざまな苦悩や苦痛と物質使用との関連は，動物実験でも確認されている。たとえばラットに対するモルヒネ投与実験では，檻のなかに隔離されたラットは，より自然な環境といえるコロニーに住まわせたラットに比べて，

16倍にも及ぶ大量のモルヒネを消費するという[1]。また，檻に閉じ込められたサルに対するコカイン投与実験では，従属的なサルの方が支配的なサルよりもコカインの消費量が多いことが確認されている[9]。これらの実験結果は，困難な環境が物質使用を促進する可能性を示唆している。

以上を総合すれば，依存症の発症には何らかの感情的苦痛が影響を与えている，という仮説は，さほど不自然なこととはいえないだろう。

II 感情的苦痛の種類と物質選択

カンツィアンらは，物質使用障害患者がどの物質を乱用するのかは，物質の薬理作用や心理的影響，患者のパーソナリティ特性，感情的苦痛や内的苦悩の性質，それから物質の入手しやすさといったものによって決まると述べている[5]。すでに述べたように，物質使用障害患者の多くは，単に快感や依存性の強さだけを理由に乱用物質を選択しているわけではなく，また，手当たり次第の薬物を片っ端から乱用しているわけでもない。むしろさまざまな物質を試す過程で，たまたまある特定の物質が引き起こす効果が特別の慰めや苦痛の緩和に役立つことを発見し，その結果として特定の物質に特別な魅力を感じるようになるのである。なお，このような物質選択のプロセスは，無意識的に進行し，依存者自身は自覚できない場合がほとんどである。

興味深いことに，カンツィアンらは，抱えている感情的苦痛の性質によって選択される乱用物質も変化すると指摘している。たとえば，オピオイド類は激しい怒りや否定的感情への対処として有効であり，覚せい剤やコカインといった精神刺激薬は抑うつ状態と空虚感を緩和し，離人感を改善する作用がある。注意欠如・多動性障害（attention-deficit/hyperactive disorder：ADHD）を抱える者の場合には，むしろ多動を緩和し，集中力を増す効果が期待できる。また，抗不安薬やアルコールといった中枢抑制薬は緊張や不安を改善し，社交場面に赴くことを可能にする。要するに，単に快感を追求するためではなく，各個人が抱える「生きるうえでの困難な問題」を解決するために，それぞれのニーズにマッチした物質を使用しているのである。

カンツィアンらは，重複障害患者における乱用物質と精神障害との関連に

ついて次のように整理している[5]。

　1）うつ病性障害・双極性障害：同じうつ病患者でも前景に立つ症状によって乱用物質が異なる可能性がある。すなわち，怒りや激しい焦燥が前景化した患者ではオピオイド類や大量のアルコールが，失快楽症や意欲低下では精神刺激薬が，対人場面における緊張や不安が強い患者では少量〜中等量のアルコールや睡眠薬，抗不安薬が，それぞれ苦痛の緩和のために用いられる可能性がある。

　2）統合失調症：統合失調症患者では，陽性症状を緩和するために，穏和化・鎮静作用が強力なオピオイド類や大量のアルコールが乱用されることがある。また，発動性低下や失快楽症といった陰性症状を緩和するために，ニコチンや精神刺激薬が乱用されることがある。さらには，対人不安の緩和を目的として少量〜中等量のアルコールが用いられることも稀ではない。

　3）ADHD：ADHD症状が残遺する青年や成人で最も広く乱用されている物質は，ニコチンとマリファナであるという。この二つの物質は，鎮静と刺激という両方向性の薬理作用を持っており，鎮静作用によって多動や焦燥を緩和するとともに，中枢賦活作用によって集中力を増すことができる。また，覚せい剤やコカインといった精神刺激薬を乱用するADHD患者も少なくなく，これらの物質はADHDの治療薬と同じ薬理作用を持っており，少なくとも一時的には患者の生活機能の改善に寄与する。

　4）外傷後ストレス障害（posttraumatic stress disorder：PTSD）：PTSDは，あらゆる精神障害のなかで物質使用障害との関連が最も強く，PTSDの存在は物質使用障害の罹患リスクを4倍高めるという[11]。PTSD患者のなかには，適量のアルコールを用いてその警戒的，防衛的な構えや過度な遠慮を緩和し，社会性を維持している者がいるという。また，自尊心の低さや虚無感，離人感，失快楽症を改善したり，意欲増進や気分高揚を意図して，中枢刺激薬を用いる者もいる。さらに，トラウマ記憶から生じる，耐えがたい激しい怒り，あるいは暴力的衝動を劇的に緩和する物質としてしばしば，オピオイド類が乱用されることもある。

　国内におけるわれわれの調査[7]では，物質使用障害を併存する摂食障害患者が選択する物質として最も多いのは，覚せい剤であり，次いでアルコー

ルであることが明らかにされている。周知のように，覚せい剤には食欲抑制作用がある。したがって，痩せ願望や肥満恐怖を抱える摂食障害患者にとって理に適った物質といえるであろう。また，アルコールは，過食・嘔吐後の自己嫌悪を忘れるために，あるいは，自己誘発嘔吐を容易にする目的から大量に摂取されることがある。これらの結果は，摂食障害を併存する物質使用障害患者の治療では，痩せ願望や肥満恐怖を視野に入れることなしには，物質使用障害の治療はできないことを意味している。

　一方，われわれが実施した，幼少期にADHDエピソードを持つ成人薬物乱用者を対象とする調査[6]では，最も多く選択されていた物質は，覚せい剤ではなく有機溶剤（トルエン）であった。この結果は，ADHD症状と精神刺激薬乱用との密接な関連を指摘するカンツィアンらの指摘とは矛盾する。しかし，このことは必ずしも自己治療仮説の妥当性を否定するものとはいえないと考えている。というのも，わが国においては，有機溶剤は長らく入門的薬物（gateway drug）として位置づけられ，事実，覚せい剤乱用者の多くが有機溶剤乱用歴を持っているが，ADHDエピソードを持つ者の多くは，通常，単なる通過点でしかない「ソフトドラッグ」——有機溶剤——に耽溺し，卒業できなくなった可能性が高い。その意味では，彼らの多くが人生の早期より感情的苦痛を緩和する物質を必要としており，有機溶剤が持つ中枢抑制作用が，彼らの「生きづらさ」に伴う焦燥感や不安を緩和し，ときには外傷体験に関連する強烈な感情を緩和するのに役立っていた可能性がある。

　なお，今回，ここで感情的苦痛の例として精神障害がもたらす苦痛をとりあげたが，自己治療仮説においてカンツィアンらが射程に入れている感情的苦痛は，それだけにはとどまらない。経済的困難や対人関係のトラブルがもたらす苦痛や，自尊心・自己評価の低さがもたらす苦痛もまた，自己治療的な物質使用を促進する原因となる。

Ⅲ 「コントロールできない苦痛」を「コントロールできる苦痛」に

　それでは，さまざまな苦闘の末に断酒や断薬に至り，その状態を数カ月や数年という，もはや離脱とは縁のないほど長期間継続してきた人たちが，何ゆえささいなきっかけで再飲酒や再使用となってしまうのか。実際の臨床においても，再飲酒や再使用はしばしば患者の精神状態が比較的落ち着いている時期，これといった悩みごとのない時期——「もう大丈夫」と思ったり，退屈を感じたりしたとき——に起こりやすい。もちろん，再使用したところで快感を覚えるのはほんの一瞬でしかなく，その後に長く続く苦痛——心身の苦痛だけではなく，家族への影響，失職や逮捕——に苛まれることとなる。患者自身，これまでの経験からそのことを嫌というほど理解しているはずなのに，稀ならず欲求を抑えることができない。

　こうした現象は，快楽の追求はもとより，苦痛の軽減という概念でもうまく説明できないように見える。それどころか，この現象こそが，フロイト（Freud, S.）[4]をして「死の本能に基づく反復強迫」と，ラドー（Rado）[12]をして「依存症者にとって快楽と苦痛は等価である」と，そしてメニンガー（Menninger）[8]をして「慢性自殺」といわしめた，依存症患者の「自己破壊的」なパーソナリティ傾向の発現と考えたくなる誘惑に駆られる。

　しかしカンツィアンらは，依存症者は決して「自己破壊的」な意図からそのような再使用に及んでいるのではないと述べ，そのような「長く続く苦痛しかもたらさない」物質摂取行動でさえも，基底に存在する苦痛の緩和に役立っている可能性を指摘している。その論拠となっているのは，精神分析家ドーデス（Dodes）[2]の見解である。ドーデスは，「嗜癖は人生早期から生涯にわたって心を蝕む無力感に根ざしたものである。長期間持続する感情状態は自己感覚を損傷するが（自己愛的損傷），嗜癖はその人が抱える無力感を反転させ，パワーとコントロールの感覚を再確立することで，一時的に好ましく感じる自己感覚をもたらしている可能性がある」[2]と述べている。カンツィアンらはこの見解をさらに発展させて次のように述べている。「依存症者は物質使用によって感情の質と量を変えている。彼らは，自分には理解で

きない不快感を，自分がよく理解している薬物が引き起こす不快感と置き換え，それによって，コントロールできない苦痛をコントロールできる苦痛へと変えている」5)。

カンツィアンらによれば，こうした，「別の苦痛」を用いた苦痛の緩和は，外傷体験を持つ物質依存症患者で認められることが多いという。外傷記憶はしばしば生活史の文脈から切り離されて封印されているが，何かのきっかけで侵入的回想が生じると，本人はコントロールできない感情的苦痛に圧倒され，突発的な自殺衝動や暴力の爆発といった破壊的行動への衝動が高まってしまう。そのようなときに，これまで慣れ親しんできた物質使用というコントロールできる苦痛は，侵入的回想から意識をそらし，少なくとも一時的には破壊的行動を回避するのに役立っている可能性があるという。

この仮説は，物質使用のみならず，過食・嘔吐や反復性自傷といった，一見，自己破壊的に見える嗜癖行動を理解する際にも非常に有用である。たとえば，自傷行為を繰り返す患者のなかには，自らの身体を傷つける理由として次のように語る者がいる。「心の痛みを身体の痛みに置き換えている。心の痛みは意味不明で怖いけど，身体の痛みならば，『あ，ここに傷があるから痛くて当然なんだ』って納得できる」。この患者の言葉は，まさに理解不能な苦痛を理解可能な苦痛で置き換えるプロセスを物語っている。

Ⅳ 「自己治療仮説」の臨床的意義

カンツィアンらの自己治療仮説が最初に提唱されたのは1980年代半ばであり，その後，微妙に修正されながら今日まで臨床に資する，「生きた理論」であり続けている。この理論がもたらした最も重要な功績は，これまで物質依存症患者に対する捉え方を，「快楽をさんざん貪ってきた者」から「苦痛を緩和するために物質を用いてきた者」へと転換し，治療や援助の対象であることを多くの専門職に広めた点にある。

また，重複障害患者の治療に対する一定の指針を提示した意義も大きい。物質使用障害の治療・援助システムはしばしば一般の精神科医療システムとは別に存在し，相互の連絡が乏しいことが少なくない。したがって，アル

コールや薬物の問題があると認識されると，併存精神障害による個別性は無視されて，物質使用障害治療システムのなかで画一的な集団プログラムに参加することを求められてしまう傾向がある。一方，ひとたび一般精神科医療システムで扱われれば，介入を要する物質使用の問題が存在しても看過，ないしは無視されてしまう。しかし現実には，これまで見てきたように，重複障害患者においては，物質使用は精神障害の症状と密接に関連しており，いずれか一方だけ治療するといった介入では十分な効果は得られない。事実，重複障害患者の治療では，物質使用障害と併存精神障害の双方に対して同時に治療を提供した場合に最も優れた効果が得られる[10]，というエビデンスも存在している。

　とはいえ，自己治療仮説を知ることの最大の意義として筆者が今回最も強調しておきたいのは，治療者の患者理解のありようが変わるという点である。一般に物質関連障害患者を前にした精神科医は，乱用薬物が惹起する精神症状にばかり関心を抱き，急性中毒性の精神症状をもっぱら治療のターゲットとしがちである。けれども，最も重要なのは，急性中毒性の精神症状ではなく，その基底にある物質使用障害であり，物質の使用を維持したであろう，何らかの恩恵の存在である。そのような恩恵が同定され，物質に代わるより健康的で，害が少ない方法で提供されなければ，たとえ運よく断酒・断薬に成功してもその状態を長期にわたって継続できない。逆にいえば，治療者がその恩恵を理解していれば，治療経過中の再飲酒・再使用を予測することが可能となる。以上のようなことをカンツィアンらは，「患者に対して，『物質を使ってどんなふうになったのか』ではなく，『物質はあなたに何をもたらしたのか』と尋ねることが大切である」[5]という端的な言葉で指摘している。

おわりに

　本章では，物質使用障害とアディクションの臨床に有用な理論の一つとして，カンツィアンらが30年以上前より提唱し続け，現在なおその意義と価値を失わない，自己治療仮説を紹介した。

　歴史的にこの一群の障害は，その病因を患者側の責任に帰せられたり（意

志薄弱，反社会的，自己破壊的なパーソナリティ……)，そうかと思うと今度は逆に，物質自体が持つ依存性や脳内報酬系への影響にばかり関心が集中したりした。だが，患者の治療という観点からいえば，いずれの理論も不十分といわざるを得ない。実際の治療・援助に役立つ理論とは，個体と物質相互の関係性，さらには，その物質が患者の人生の文脈（自尊心や自己評価，重要他者との関係性，あるいは併存する精神障害）のなかで持っているはずの意味と機能を射程に入れたものでなくてはならない。そして，自己治療仮説はまさにその条件に適った理論といえるであろう。

文　献

1) Alexander, B. & Hadaway, P.F.: Opiate addiction: The case for an adaptive orientation. Psychol Bull, 92; 367-381, 1982.
2) Dodes, L.: The Heart of Addiction. Harper-Collins, New York, 2002.
3) Fergusson, M.T., Lynskey, M.T. and Horwood, L.J.: Comorbidity between depressive disorder & nicotine dependence in a cohort of 16-year-olds. Arch Gen Psychiatry, 53; 1043-1047, 1996.
4) Freud, S.: Beyond the Pleasure Principal, in standard edition, vol.18. Hogarth Press, London, pp.7-61, 1955.
5) Khantzian, E.J. & Albanese, M.J.: Understanding Addiction as Self-Medication: Finding hope behind the pain. Rowman & Littlefield Publishers, Lanham, 2008.（松本俊彦訳：人はなぜ依存症になるのか―自己治療としてのアディクション．星和書店，2013.）
6) 松本俊彦，山口亜希子，上條敦史ほか：女性物質使用障害における摂食障害：乱用物質と摂食障害の関係について．精神医学，45；119-127，2003.
7) Matsumoto, T., Yamaguchi, A., Asami, T. et al.: Drug preferences in illicit drug abusers with a childhood tendency of attention-deficit/hyperactivity disorder: A study using the Wender Utah Rating Scale in a Japanese prison. Psychiatry Clin Neurosci, 59; 311-318, 2005.
8) Menninger, K.A.: Man Against Himself. Harcourt Brace Jovanovich, New York, 1938.
9) Morgan, D., Grant, K.A., Gage, H.D. et al.: Social dominance in monkeys; Dopamine D2 receptor and cocaine self-administration. Nature Neurosci, 5; 169-174, 2002.
10) National Institute on Drug Abuse (NIDA): Principles of Drug Addiction Treatment: A Research-Based Guide, 3rd ed. NIDA, NIH, Bethesda 2012.（http://www.drugabuse.gov/PODAT/PODATl.html）
11) Ompad, D.C., Ikeda R.M., Shah, N. et al.: Chidhood sexual abuse and age at initiation

of injection drug use. Am J Public Health, 95 ; 703-709, 2005.
12) Rado, S. : The psychoanalysis of pharmacothymia. Psychoanal. Q., 2 ; 1-23, 1933.
13) Shedler, J. & Block, J. : Adolescent drug use and psychological health. A longitudinal inquiry. Am Psychol, 45 ; 612-630, 1990.
14) Wills, T.A., Sandy J.M., Shinar, O. et al. : Contributions of positive and negative affect to adolescent substance use. Test of bidimensional model in a longitudinal study. Psychol Addict Behav, 13 ; 327-338, 1999.
15) Zimberg, S. : A dual diagnosis typology to improve diagnosis and treatment of dual disorder patients. J Psychoactive Drugs, 31 ; 47-51, 1999.

第13章

物質依存症当事者の求助行動促進

はじめに

　アルコール・薬物の依存症という病気には，他の病気にはあまりみられない二つの特徴がある。一つは，「本人が困るよりも先に周囲が困る病気」という特徴である。周囲は本人に対して，病気の治療を受けるようにと再三にわたって説得を繰り返し，ときには脅迫や恫喝さえ試みるが，肝心の本人は，「俺は病気ではない。自分の意志でやめられる」と事態を矮小化し，あるいは，「おまえらがうるさく言うから，そのストレスでかえって飲みたくなるんだ」などと責任転嫁をする。つまり，否認という機制である。
　もう一つは，「治りたくない病気」という特徴である。すでに治療につながっている当事者でさえ，飲酒したり薬物を使ったりすることで家族から見捨てられたり，会社を解雇されたり，逮捕をされたりするのが嫌だから，断酒や断薬に取り組んでいるのである。もしもアルコールや薬物で何かを失うことがなければ，できれば断酒や断薬などしたくないのが本音であろうし，病院や自助グループにも通いたくなどないはずである。だからこそ，彼らは，周囲にばれずに飲酒や薬物使用ができる機会をうかがい，あれこれ理由をつけて病院や自助グループから遠ざかろうとする。要するに，いかに治療に意欲的な者であっても，心のどこかには「治りたくない」気持ち，アルコールや薬物に酔いつづけていたい気持ちがわだかまっている。
　これら二つの特徴ゆえに，物質依存症の当事者たちは援助を求めることに対して非常に腰が重い。したがって，彼らの求助行動を促進するには，それなりに周到な作戦を練らなければならない。具体的には次の三つの工夫が必

要である。第一に，彼らが自らの問題と向き合う機会を増やす工夫であり，第二に，求助行動を起こさせやすくするための援助者側の工夫である。そして最後に，本人よりも援助ニーズが強い周囲の人間をうまく活用する工夫である。

本稿では，この三つの工夫に関して筆者なりの考えを述べたいと思う。

I 問題と向き合う機会を増やす工夫

物質依存症に罹患する者が，だれからの指摘も受けずに自ら問題に気づいて専門医療機関を訪れる，などといったことはめったにない。なにしろ，依存症は「否認の病」である。典型的には，周囲から繰り返し問題を指摘されるなかで，長い時間の後に，ようやく当事者が重い腰を上げるというパターンをとる。

大抵の場合，こうした問題を指摘するのは家族である。それも一度や二度でもない。通常は，「何度も何度も」である。しかし，そのようにしていつも家族だけが問題を指摘していると，当事者は，「家族が口うるさいだけだ」，「俺の家族は神経質すぎる」，「家族の理解が足りない」などと他罰的に考え，自分の問題を棚上げしてしまう。

したがって，問題の指摘は家族以外の人による方が効果的である。物質依存症は医学的にも心理社会的にもさまざまなトラブルをひき起こすが，そのつど，本人にかかわる援助者・関係者が，トラブルの背後にあるアルコールや薬物の問題をきちんと指摘する――こうした細かな作業の積み重ねが，本人の求助行動を促す。

以下に，物質依存症の当事者にかかわる可能性のある機関・状況を列挙する。

1．医療機関

総合病院はアルコール問題の坩堝といってよい。われわれが東京都内7カ所の総合病院全診療科外来に受診した患者を対象として行った調査[1]によれば，「アルコール依存症疑い」と判断された患者は，男性の21.6％，女性の10.1％であった。なかでも，内科もしくは外科に受診する，20〜64歳と

いう労働人口にあたる年代の男性では，アルコール依存症疑いと判断された者の割合が高かった。

　この年代の男性患者が抱える内科・外科疾患の多くは，高血圧，糖尿病，胃・十二指腸潰瘍，肝機能障害，膵炎，心臓疾患，食道がんなど，多量飲酒が原因であるものが少なくない。こうした身体疾患を抱える患者に対して，アルコール問題に介入せずに身体医学的治療を行うのは，単に「また酒を飲める身体に戻す」以上の意味は持たない。内科医や外科医は，身体疾患の背後に潜むアルコール問題を看過せず，患者に情報を伝える必要がある。

　同じことは，外傷や自殺未遂などで患者が救急搬送されてくる救命救急センターにも当てはまる。救急搬送されてくる患者のなかには飲酒酩酊時の外傷による者は少なくない。また，アルコールや睡眠薬・抗不安薬の乱用は自殺リスクも高める。酩酊は衝動性を高めるだけでなく，自殺念慮を増幅し，死に対する恐怖感を減弱させる。実際，われわれが行った，心理学的剖検の手法による自殺既遂者の実態調[2]によれば，精神科治療を受けていた自殺既遂者の6割が，縊首や飛び降りなどの致死的行動に及ぶ直前に，治療薬を過量摂取していた。したがって，酩酊時の外傷や自殺行動の背景に，多量飲酒や睡眠薬・抗不安薬乱用の影響があれば，介入が必要である。

　意外に思うかもしれないが，一般の精神科医療機関でも物質乱用・依存の問題は看過されている。同じくわれわれの心理学的剖検調査[3]では，死亡前1年以内にアルコール問題がみられた自殺既遂者の半数あまりがすでに精神科で治療を受けていたが，いずれもうつ病に対する治療しか行われておらず，アルコール問題に対する治療を受けていた者は皆無であった。また，精神科通院中のうつ病患者の調査[4]では，40〜50代男性患者の約3割に治療を要するアルコール問題が認められている。

2．保健福祉機関

　アルコール・薬物問題が家族に与える影響は大きいが，そのなかでも，最も深刻なのは，アルコール・薬物問題と関連する家庭内での暴力行動や養育放棄であり，しばしば地域の保健所や婦人相談所，児童相談所で事例化している。こうした問題の代表的なものとしては，ドメスティック・バイオレン

ス (DV) と呼ばれる配偶者に対する暴力，あるいは，子どもに対する暴力といった児童虐待があるが，いずれも暴力の背景にアルコール・薬物問題が存在することがめずらしくない。これらの暴力行動には，身体的な暴力だけにとどまらず，性的虐待，心理的虐待，ネグレクト，さらには，自分が直接暴力を受けなくとも，家庭内で子どもが暴力場面に曝露される体験も含まれる。

　また，暴力被害者にアルコール・薬物問題が認められることもある。DV被害者の女性のなかには，アルコールや睡眠薬・抗不安薬の問題を抱えている者がいる。DV被害者は現在の苦痛を緩和し，苛酷な状況を生き延びるために酩酊を必要とするが，結果的に，その酩酊が加害者のさらなる怒りを引き出してしまうことも少なくない。

　ともあれ，児童虐待やDVの対応する行政機関では，問題の背景にあるアルコールや薬物の問題を看過しないことが重要である。

3. 司法関連機関

　警察，あるいは刑務所や保護観察所といった司法関連機関でも，物質関連問題に対する介入が必要である。薬物の場合には，わが国ではその多くが法令によって規制されているので，司法関連機関での評価や介入が重要なのは言うまでもないが，日常的な嗜好品として広く用いられているアルコールに対する目配りも重要である。

　アルコールは，個人の脱抑制や攻撃性を増強し，各種犯罪，なかでも暴力犯罪のリスクを著しく高める危険因子である。英国では，暴力犯の半数が，ロシアにおいては殺人犯の75％が，犯行当時にアルコールに酩酊していたという[5]。

　物質依存症が直接に関連する犯罪としては，飲酒運転がある。わが国では，飲酒運転検挙経験者の男性47.2％，女性38.9％にアルコール依存症が強く疑われるという報告がある[6]。飲酒運転を減らすには，アルコール依存症の予防と治療的介入を含んだ対策が必要である[7]。すでに米国では，行政・司法・医療が連携した飲酒運転対策制度を整備しており，そうした対策により，飲酒運転の再犯率は約30％減少したという[8]。このシステムは，受診率の低いアルコール依存症者を治療につなげる制度としても効果を発揮している。

II 求助行動を起こさせやすくするための援助者側の工夫

1．関係が途切れない出会い方

すでに述べたように，物質依存症の特徴の一つとして，「治りたくない病」というものがあり，当事者は自らが抱えるアルコール・薬物問題について治療や相談を求めることに関して，きわめて消極的な態度をとる傾向がある。

ある意味で，それは当然ともいえる。すでに彼らは家族や友人，同僚といった身近な人たちから再三にわたって説教や叱責，あるいは脅迫，恫喝を受けている。だから，医療機関を訪れても，やはり同じような目に遭って不愉快な思いをするであろうと思い込んでおり，残念ながら，大抵の場合，その予測は的中する。なぜなら，「患者は医者の指示に素直に従うもの」と信じて疑わない医師は，予想以上に多く，しかし「医者の指示に素直に従う」ことができる患者など，そもそも依存症ではないからである。

物質依存症の専門医といえども安心はできない。専門医のなかには，いまだに，「依存症治療は，まずは『否認の打破』からだ。それには，患者を突き放して，『自分はアルコールに対して無力である』と痛感させる体験（底つき体験）が必要だ」という，一昔前の治療理念を振りかざす者がいる。ちなみに，今日，「底つき体験を起点とするV字回復モデル」は「神話」として否定されている。実際の依存症からの回復とは，再発と寛解を繰り返しながら，いわば「らせん階段をのぼる」ように進行するものである。また，「否認」を打破するために患者と対決的に向き合う援助者よりも，共感的・支持的な援助者の方が患者の治療転帰が良いことも明らかにされている[9]。

物質依存症患者の初診面接で大切なのは，何よりもまず，受診した勇気をねぎらうことである。その際，どんなに治療に意欲的な患者でも，また，どんなに治療に消極的な患者でも，常に「使いたい気持ち」と「やめたい気持ち」という両価性を揺れている，ということを忘れてはならない。このような患者に対しては，その両価性や矛盾に共感する態度——たとえば，アルコールや薬物を使わないではいられない気持ちに共感しながら，同時に，飲酒や薬物使用を続けることに懸念を示す——で向き合うのがよい。これは，決して患者の「ご

機嫌とり」ではない。治療関係を継続させながら，少しずつ患者の治療意欲を掘り起こすという戦略的なかかわり方なのである。言い換えれば，「関係が途切れないように，しかし，目標を見失わないように」ということである。

2．司法的問題への対応

違法薬物を使用する依存症患者のなかには，「本当は専門病院に受診したいが，受診すると警察に通報されるのではないか」という不安から，受診を躊躇する者も少なくない。一部には，本来，緊急で医療受診すべき重篤な身体疾患に罹患しているにもかかわらず，「尿検査で薬物使用がバレる」ことを恐れて，受診を拒む者さえいる。その意味では，司法的問題は薬物依存症患者の求助行動を阻害する要因である。

患者が違法薬物使用時の警察通報をめぐる問題では，精神科医のなかにも誤解している者が少なくない。ここで強調しておきたいのは，いかなる違法薬物に関しても，医師に「警察への通報」を義務づけた法令は存在しない，ということである。たとえその医師が公的機関に所属する公務員であったとしても，警察に通報しないことが「公務員の犯罪告発義務」に抵触するとはいえない。過去の判例では，「更生・治療上の観点から守秘義務を優先する」という裁量を許容される判決が存在する（ただし，患者が乱用する薬物によっては，「都道府県知事」への届出義務が生じる）[10]。

依存症からの回復に必要なのは，この世界で最低1カ所，正直に「薬を使いたい」，あるいは「薬を使ってしまった」と正直に言える場所の存在である。その場所は，正直さによって自分の安全が脅かされたり，不利益を被ったりしないことの保証がなされていなければならない。したがって，患者の求助行動を促進するには，原則として医療機関では守秘義務を優先する態度が必要である。

3．その他の注意すべき事項

物質依存症当事者の治療意欲の高まりが頂点に達するのは，初診予約を連絡した瞬間である。その直後から治療意欲は萎え始め，時間経過に従って急激に低下していく。したがって，初診予約の申し込みがあった場合には，で

きるだけ早期に診察の機会を設定することが重要である。

　それから，物質依存症患者が求助行動をなかなか起こさない理由の一つとして，彼らが「具体的な回復のイメージを持っていない」ことがあげられる。表向きには，いささか露悪症的な態度で断酒や断薬を拒み，治療そのものを小馬鹿にした発言をしていても，内心は，「どうせ自分は断酒（断薬）できないだろう」という諦めが存在することがある。

　そのような患者に対しては，うまく機会を捉えて，物質依存症から回復した当事者との出会いの場を作るとよい。たとえば，AA（Alcoholics Anonymous）の病院メッセージやオープンミーティング，あるいは，ダルク（DARC；Drug Addiction Rehabilitation Center）のような民間リハビリ施設が主催するフォーラムでもよい。物質依存症の当事者にとって，回復者の存在こそが「具体的な回復のイメージ」そのものとなり，彼らに「自分も変われるかもしれない」という希望を与えることがある。

Ⅲ　周囲をうまく活用する工夫

　冒頭に述べたように，物質依存症は，「本人が困るよりも先に周囲が困る病気」である。そのような事情から，物質依存症の治療は当事者本人の受診ではなく，その家族の相談からスタートすることが多い。家族は物質依存症という病気による最大の被害者であるが，同時に，本人に対して最も強い影響力を持つ存在ともいえる。したがって，家族に対する継続的な支援は，結果的に当事者の求助行動を促進する可能性がある。そのような観点から，近年では，物質依存症者家族を対象とした行動療法である「CRAFT（community reinforcement and family therapy）」[11]も試みられている。

　以下には，家族を支援する際に留意すべき事項について述べておきたい。

1．家族は孤立し，恥の感覚を抱いている

　物質依存症者の家族は，地域のなかでも親族のなかでも孤立している。というのも，家族のアルコール・薬物問題は，近隣はもちろん，親族にもなかなか相談できない。仮に相談したところで，「あなたが妻として至らないか

ら」とか，「だからあの人と一緒になるのは反対だったのよ」といった説教をされ，深く傷ついてしまうことも少なくない。

家族のアルコール・薬物問題をだれかに相談するということは，たとえ相手が専門職の援助者であったとしても恥の感覚を伴う行動である。「今日こそは保健所に相談しよう」と決意しながらも，一日延ばしを重ねるうちに何年もの月日が流れていく。そして，連日のように家庭内で繰り広げられる酩酊時の暴言や暴力に何年間も曝され続けるなかで，家族の判断力は低下し，ますます援助希求能力を失ってしまう。

2．家族を相談機関や自助グループにつなげる

その一方で，多くの家族に「共依存」と呼ばれる病理が存在するのも事実である。たとえば，本人のアルコール・薬物問題を隠蔽して世間体を取り繕う態度や家族の否認，あるいは，「転ばぬ先の杖」を出すような世話焼き行動が，結果的に本人の飲酒行動を支えるだけでなく，本人の否認を打破することもできない。本人の回復のためには，まずは病的な家族システムを変化させることが必要である。

このような家族に対し，援助者のなかには「夫を突き放しなさい」，「家を出なさい」などと助言する者もいるが，家族の側にもさまざまな事情や躊躇があり，往々にしてその助言どおりの変化を実現するのは困難である。現実には，経済的不安や世間体，子どもの養育に関する心配に拘泥しているうちに，相談をやめてしまうことの方がはるかに多い。

大切なのは，ただちに共依存を解消することではない。むしろ，ともに悩みながらその家族なりの対応のあり方を一緒に考えてくれる場所を確保することが重要である。そのような場所として，精神保健福祉センターの家族教室や家族の自助グループ（Al-Anon, Nar-Anon, 断酒会家族会，ダルク家族会など）がある。その際，重要なのは，継続的に参加することである。家族教室にせよ，自助グループにせよ，わずか1～2回の参加では本人の変化など期待できない。継続的に参加しているうちに，患者に対する過干渉や尻ぬぐい行動といったイネイブリングが徐々に減じ，それに伴って本人の行動にも好ましい変化――本人の治療導入――がみられるのが通常である。

おわりに

　以上，物質依存症当事者の求助行動を促進するうえで必要とされる工夫について，筆者の私見を述べた。

　本章のおわりにあたって，もう一つだけふれておきたいことがある。それは，薬物乱用防止教育のような一次予防活動が，物質依存症当事者の求助活動を妨げている可能性のことである。1980年代，覚せい剤追放キャンペーンのキャッチフレーズとして，「覚せい剤やめますか，それとも，人間やめますか」というコピーが用いられた。この手の啓発は，覚せい剤にまだ手を出していない人には一定の抑止効果があるかもしれないが，その一方で，社会に「薬物依存症の当事者＝人非人」という誤解を植えつけてしまう危険がある。その結果が，各地でダルクを新たに立ち上げるたびにわき起こる住民反対運動である。

　それとは反対の意味で，著名人のカミングアウトほど当事者の求助行動を促すものはないことも強調しておきたい。米国のフォード元大統領の妻，ベティ・フォードは，かつてアルコールと鎮痛薬の依存症に陥り，ある施設で治療を受けたことがあった。後に，彼女はその体験を，『Betty：A Glad Awakening』[12]という本にまとめるとともに，ベティ・フォード・センターという米国随一の依存症治療機関を設立した。以後，米国ではアルコール問題を抱えた人に治療を勧める際の合い言葉はこうなった。「君はベティ・フォードに行く必要があるよ」。

　ファーストレディの名前が治療の代名詞として使われる社会——そのような社会を作ることこそが，最良の求助行動促進対策といえるであろう。

文　献

1) Akazawa, M., Matsumoto, T., Kumagai, N.：Prevalence of problematic drinking among outpatients attending general hospitals in Tokyo. Jpn J Alcohol & Drug Dependence, 48；300, 2013.
2) Hirokawa, S., Matsumoto, T., Katsumata, Y., et al.：Psychosocial and psychiatric characteristics of suicide completers with psychiatric treatment before death：A

psychological autopsy study of 76 casese. Psychiatry Clin Neurosci, 66；292，2012.
3 ）赤澤正人，松本俊彦，勝又陽太郎，ほか：アルコール関連問題を抱えた自殺既遂者の心理社会的特徴：心理学的剖検を用いた検討．日本アルコール・薬物医学会雑誌，45；104，2010.
4 ）松本俊彦，小林桜児，今村扶美，ほか：うつ病性障害患者における問題飲酒の併存率：文献的対照群を用いた検討．精神医学，54；29，2012.
5 ）WHO. Global Strategies to reduce the harmful use of alcohol. Available from：URL：htp://www.who.int/substance_abuse/activities/globalstrategy/en/index.html.
6 ）中山寿一，樋口進，神奈川県警察本部交通部交通総務課：飲酒と運転に関する調査．久里浜アルコール症センターと神奈川県警察との共同研究．URL：http://www.kurihama-alcoholism-center.jp/files/report_0808.pdf
7 ）長徹二，林竜也，猪野亜朗，ほか：飲酒運転実態調査．精神医学，48；859，2006.
8 ）Deyoung, D.J.：An evaluation of the effecttiveness of alcohol treatment, driver license actions and jail terms in reducing drunk driving recidivism in California Addiction, 92；989，1997.
9 ）National Institute of Drug Abuse（NIDA）：Available from：URL：http://www.drugabuse.gov/PODAT/PODAT1.html.
10）松本俊彦：第Ⅲ部　薬物使用障害 16．薬物使用障害臨床における司法の問題への対応．精神科治療学，28；294，2013.
11）Meyers, R.J., Wolfe, B.L.：Get Your Loved One Sober. Center City, MN：Hazelden Press；2004.（松本俊彦，吉田精次監訳，渋谷繭子訳：CRAFT 依存症者家族のための対応ハンドブック．金剛出版，2013.）
12）Ford, E.：Betty：A Glad Awakening. New York, Doubleday，1987.

第 14 章

トラウマという視点から見えてくるもの

はじめに

「トラウマ」という言葉には，人を警戒させる何かがある．この言葉がいじめ，あるいはパワハラ／セクハラ訴訟において乱用されれば，法廷はいたずらに混乱するであろう．なかには，自らの傍若無人な行動に対する免責を求めて，ことさらにこの言葉を振り回す者もいるかもしれない．おそらくそのような懸念からであろうが，精神医学はこの言葉に対して慎重な態度をとってきた．実際，わが国でも，トラウマに関連する研究や行政的施策は，大災害などのような，因果関係が比較的明瞭な単回トラウマに限定して進められてきた経緯がある．

しかし，個々の患者の治療においてはその限りではない．精神科臨床では，患者が示す困難な症状や問題行動をトラウマ——その多くは，生育過程のなかで慢性的に繰り返されてきたタイプのトラウマである——という視点から捉え直すことで，治療の糸口が見えてくることがある．トラウマと関連する困難な症状や問題行動は，「自己破壊的」と形容する以外，古典的な精神症候学では説明しがたい，誘因不明の自傷行為や食行動異常，物質乱用，性的逸脱，さらには唐突な自殺衝動が多い．いずれも治療者の陰性感情を刺激してやまない，思わず患者側の悪意さえ疑いたくなるようなものばかりである．だが，新たな見立てにより，少なくとも患者が示す症状や問題行動の困難さに対して，治療者が耐えやすくなることは稀ではない．

もちろん，そのような視点から捉え直したからといって，必ずしもその，新しい見立てが患者と共有されるとは限らない．実際，そうした見立てが家

族を傷つけ，患者の支援資源としての家族の機能を破綻させてしまうこともある。その場合には，見立ては治療者の胸の内における「作業仮説」にとどまることもあろう。

本章では，そのような援助困難事例に沿って，トラウマという視点から捉え直した場合に何が見えてくるのかを論じてみたい。

I　地域で遭遇する援助困難事例

最初に症例を提示してみよう。この事例は，保健所における相談事業の事例検討会でよく遭遇するいくつかの援助困難事例を組み合わせた，架空事例である。

あえて地域保健的支援の事例を選んだのには理由がある。トラウマの影響を受けた症状や問題行動を呈する患者は，一時的もしくは断続的に精神科医療につながるが，医療者側の陰性感情や医療サービスという枠組みの限界から治療中断となりやすく，結果的に，住民サービスとして，いわば「逃げも隠れもできない」地域保健機関に集積する傾向があるからである。

事例は20代後半女性，幼い子どもを持つひとり親の母であり，生活保護を受給している。保健所に来訪する際には，いつも男性に車で送迎してもらっているが，数カ月単位で送迎役の男性が替わり，性的に奔放な女性という印象を受ける。

前腕から上腕にかけて，リストカットや火のついたタバコを皮膚に押しつけたとおぼしき，新旧入り交じった自傷行為の痕が多数ある。また，摂食障害と思われる症状もある。挿話性に拒食や過食嘔吐を繰り返し，こうした症状がない場合にも，食生活は不規則で偏っている。さらに，さまざまな物質の乱用も認められる。10代後半に違法薬物の一時的な乱用経験があったが，最近では，もっぱら頭痛を理由にして市販鎮痛薬を連日大量に乱用し，不眠を理由にして睡眠薬とアルコールを同時に摂取している。さらに，真偽のほどは不明だが，「死ね」「殺せ」などと，自殺や他害行為を示唆する命令性幻聴が一過性に出現することがある。聞けば，こうした症状は過去に違法薬物

を使用する以前——小学生頃！——よりあったという。

　保健師が彼女とのかかわりで苦慮している問題は，二つある。一つは，その気分変動の激しさである。あるときは，いかにも自己主張が不得手な言葉少ない態度であり，身体のだるさを訴えて終日横臥するしかない状況だが，別のときには，横柄な態度で，ささいなことに激昂し，猛烈な「怒りのマシンガントーク」で相手を文字通りの「蜂の巣」にしてしまう。もう一つは，忘れっぽいのかとぼけているのか，これまで面接で話し合った情報が積み上がっていかないことである。以前伝えたはずの情報を，「初めて聞いた」と述べ，約束した次回訪問日にも平気で家を不在にし，「そんな約束をした覚えはない」とまったく悪びれる様子がない。

　過去には，本人の幻聴や不眠などの訴えに対応して，保健師が苦心惨憺の末，地域の精神科医療機関につなげたこともある。しかし実際には，処方薬の乱用や頻回の自傷，医療者に対する攻撃的，操作的態度を理由に「診察お断り」となったり，診察室で自身の苦痛や問題をきちんと話せていないことを棚に上げて，「医者が話を聞いてくれない」と決めつけ，本人自身の意向で通院をやめたりしている。

　この事例を，精神科医としてどのように見立て，あるいは精神医学的診断を下すであろうか？　境界性パーソナリテイ障害（borderline personality disorder：BPD）？　統合失調症？　摂食障害？　あるいは物質乱用・依存か？

　いずれの診断にも部分的には当てはまるが，同時にいずれもいまひとつしっくりこない。もちろん，学術的には上述した複数の診断をそのまま併記すればよいわけだが，そのようにしていくつもの「精神医学的ラベル」を貼ったところで，この事例の本質——すなわち，彼女がなぜそのような行動を示すのかを理解することはできないし，援助の糸口が見えてくるわけでもない。

　それでは，この事例に見られる症状や問題をトラウマという視点から読み解いてみると，何が見えてくるであろうか？

Ⅱ　BPD症状をトラウマという視点から捉え直す

　この援助困難事例には，BPDに独特とされる，「両極端に揺れ動く不安定な対人関係」や「感情の不安定性」が認められる。しかし同様の特徴は，解離性障害，とりわけ解離性同一性障害（dissociative identity disorder：DID）においても，めまぐるしい人格変換の結果として認められることがある。たとえば，主人格は小心で臆病であるのに対し，交代人格は攻撃的で自己主張が強く，この二つの人格が前後して出没すれば，事情を知らない精神科医によってBPDの感情不安定性と捉えられることがある。これに加えて，自傷行為や過量服薬などの自己破壊的行動が加われば，ほぼ自動的にBPDと診断されるであろう。

　そもそも，BPDと解離性障害とは相互に密接に関連する障害である。BPD概念の前身である古典的な「境界例」概念において，その特徴的な症状の一つとしてヒステリー性もうろう状態や遁走が指摘されていた[7]。また，DID患者の70％がBPDの診断基準を満たすという報告もある[4]。おそらくこの高い併存率は，両障害が共通した病因を持っていることと関係している。たとえば，DID患者の6〜8割は幼少期に性的虐待を受けているが[9]，BPD患者でも同様のトラウマ体験を持っている者は多い[3]。

　症候面でも共通点は少なくない。たとえば，自傷行為，食行動異常，物質乱用などの自己破壊的行動は，両者のいずれでも高率に認められる症候である。しかし，最も重要な共通点は，解離症状である。そもそもDSM-Ⅳ-TRにおけるBPDの診断基準自体が，「一過性の解離症状」の存在を診断項目の一つとしている。ヴァンデアハート（Van der Hart）[13]は，愛着関係が組織化されていないことは将来における慢性的な解離状態の出現を予測する因子であると指摘したうえで，BPDは二次的な構造的解離により生じ，DIDは三次的な構造的解離による生じていると述べている。その意味では，BPD患者でも解離症状が認められるのは，当然といえるかもしれない。

　それでは，BPDは実質的に解離性障害と同義の病態と理解すればよいのであろうか？　岡野は，ギャバード（Gabbard）の力動的精神医学テキス

トにおける記述内容の変化から，米国精神医学における一種のパラダイムシフト——かつて BPD 特有とされた症状が解離という文脈で読み直されるようになったこと——を指摘している。すなわち，1990年に刊行した同テキストの DSM-Ⅲ-R 準拠版[1] においては，BPD の自傷行為は，それが「スタッフや病棟全体をコントロールする」行為として論じられていた。しかし，DSM-Ⅳの出版とともに改訂された DSM-Ⅳ準拠版[2] では，「患者の自傷行為に際しては，それが離人体験や解離と関連していないか，小児期の性的虐待がなかったかについて注意を払わなくてはならない」という記載が追加されたのである。このことは，かつてに比べると，BPD の対応においてもよりトラウマという視点を意識したものへと変化していることを示している。

しかし，両者のあいだには違いがあるのも事実であり，その点は，BPD 症状をトラウマという視点から読み解く際に重要なポイントでもある。たとえば，両者の自傷行為や過量服薬には次のような相違点がある。すなわち，BPD 患者に典型的な操作的・演技的な自傷行為は，人目につく場所で人目につく身体部位に行われ，行為の習慣性・嗜癖性は乏しい。また，自傷に際しての痛覚脱失は認められず，行為に関する記憶の欠落もないなど，自傷行為の背景に解離の関与は乏しい場合が多い。過量服薬についても，行為前後に他者に対して予告や報告をし，発見されやすい状況で行うなどの特徴が見られる。

一方，解離性障害に伴う自傷行為は，しばしば自殺以外の意図から反復して行われ，自傷時の疼痛を欠いている。また，トラウマ記憶のフラッシュバックや交代人格の顕現を抑えるために，頭部を激しく壁にぶつけるなどの自傷行為や過量服薬が行われる場合もある。さらには，迫害者人格による主人格の殺害を意図した行動が，結果的に自傷行為として認識される場合もある[9]。

Ⅲ　精神病症状をトラウマという視点から捉え直す

解離性障害は統合失調症と誤診されることが少なくない。その理由は，歴史的に統合失調症診断において重視されてきたシュナイダーの一級症状は，実際には DID にこそ特徴的な症状だからである。ロス（Ross）[12] によれば，

DID 患者ではシュナイダーの一級症状は平均して 3 ～ 6 個認められ，統合失調症の平均 1 ～ 3 個よりもはるかに多いという。解離性障害で見られる幻聴は，しばしば交代人格――あるいは，心的外傷に対する解離反応によって，主人格の意識活動から隔離・区画化された部分――の声である。それは，主人格に何らかの行動を指示する命令性幻聴として体験され，複数の交代人格間で議論が生じれば，対話性幻聴として体験されることもある。また，交代人格によって身体を支配され，主人の能動性が奪われている場合には，主人格にとっては作為体験（させられ体験）として体験されるであろう。

　現実問題として，いまだに「幻聴＝統合失調症」という思い込みに縛られている精神科医は少なくない。特にわが国の精神医学は，伝統的にドイツ精神医学にならって発展してきた歴史があり，精神科医にとって重要なのは統合失調症を見逃さないこととされてきた。そうした状況を岡野[10]は，「私が臨床家として新人であった 1980 年代初頭の話であるが，潜在する schizophrenia をわずかな徴候からかぎ取ることは，むしろ臨床家としての熟練と慧眼を意味するものと考える風潮があった」と回顧をしているが，実際には，この風潮は，筆者が精神科医となった 90 年代前半にも根強く残っていた。

　ともあれ，今日，シュナイダーの一級症状は，もはや統合失調症診断における「一級症状」としての価値を失っている。ロス[12]は，虐待経験のある統合失調症患者は解離体験尺度（Dissociative Experience Scale：DES）の得点が有意に高く，さらに，DES 得点の高さはシュナイダーの一級症状の多さに関連していることを明らかにしている。この結果は，統合失調症に特徴的なのは陰性症状であって，陽性症状は基本的に解離性の症状である可能性を示唆するものといえる。ヴァンデアハート[13]も指摘するように，今日，一級症状だけを根拠にして統合失調症の診断を下してはならず，むしろ陰性症状に注意を払う必要があるわけである。それどころか，多彩かつ豊富な一級症状が存在する場合には，逆に解離性障害の可能性を考慮する必要がある。なお，統合失調症との具体的な鑑別点や症候学的異同の詳細については，柴山（2014）を参照されたい。

Ⅳ 物質乱用・依存をトラウマという視点から捉え直す

　DID 患者の 3 分の 1 にアルコール・薬物の乱用が認められる[9]。乱用物質として最も多いのは抗不安薬や睡眠薬といった鎮静作用を持つ物質である。男性の場合にはアルコール乱用も少なくない。臨床的にしばしば問題となるのが鎮痛薬の乱用である。DID 患者では頭痛を呈する者が非常に多いが，これに対して処方された鎮痛薬を服用するなかで乱用へと発展することが少なくない。高度な依存を呈する患者のなかには，鎮痛薬を求めて複数の医療機関を受診したり，薬局で市販鎮痛薬を万引きしたりするようになる者もいる。DID 患者の鎮痛薬乱用はしばしば看過もしくは過小視されている点が問題である。

　依存専門医療機関では，通常の物質依存患者に混じって，DID 患者が紛れ込んでいることがある。そのような物質乱用・依存を伴う DID 患者には，若年から多剤を大量に乱用しており，自傷行為や過量服薬，摂食障害を伴っているという特徴がある。また，乱用物質の薬理作用だけでは説明ができない健忘や精神病症状を呈することも特徴的である。たとえば，市販感冒薬や揮発性スプレーといった精神病惹起作用がきわめて弱い薬物を乱用しているにもかかわらず精神病症状を呈したり，さほど大量の飲酒をしているわけではないのにブラックアウトを呈したりする。

　いずれにしても，物質乱用・依存が前景化した DID 患者は相当に治療困難な者が多い。しかし，それにもかかわらず，治療経過のなかで唐突にアルコールや薬物の乱用が止まることもある。これは，物質に対する嗜好を持たない交代人格へと人格変換が起こったためである。このような場合，相当に重篤な依存を呈しているのに少しも離脱症状が出現しないという現象が見られる。実に不思議である。

Ⅴ 摂食障害をトラウマという視点から捉え直す

　トラウマ関連障害患者のなかには，さまざまな程度の食行動異常を呈する

者が稀ではない。特に女性患者の場合には，摂食障害という診断に基づいて精神科治療に導入され，経過のなかで解離性障害の併存に気づかれることも少なくない。摂食障害の病型としては，神経性大食症が多く，自傷行為や過量服薬などを併発するなど，「多衝動性過食症（multi-impulsive bulimia）」[8]の特徴を呈する傾向がある。

　最も多く見られる食行動異常はむちゃ食い（過食）であり，しばしば自己誘発嘔吐などの排出行動を伴う。過食・嘔吐中の記憶はあいまいであり，解離との関連が疑われる患者も多い。典型的には，なかば解離状態において過食を行い，自己誘発嘔吐による身体的苦痛が刺激となって解離状態から回復するというパターンをとる。また，経過中に絶食のような形の拒食を呈することもあるが，制限型の神経性無食欲症のような医学的に重篤な低栄養を呈することは少なく，自然に軽快することが多い。

　純粋な摂食障害に比べると，病像は不完全もしくは非定型であることが多く，痩せ願望や肥満恐怖が不明瞭な場合もある。「拒食人格」「過食人格」といった交代人格による行動である場合には，主人格は自らの食行動異常に違和感を抱いていることもある。また，不食や嘔吐の背景に，「性被害時に飲むことを強要された精液の不快な味」のフラッシュバックが存在していることもある。

VI　性的逸脱行動をトラウマという視点から捉え直す

　患者の奔放で，ときに逸脱的ともいえる性的行動についても，トラウマという視点から検討してみる必要がある。性的虐待や性犯罪被害を受けた女性は，男性に対する恐怖から声をかけられただけで解離状態を呈し，あたかも男性の操り人形のようになってさらに被害を受けたり，ストックホルム症候群と同じ機制により，「自らの生命的危機」を回避するために，男性と性的関係を持ってしまうことがある。なかには，男性による暴力の被害者として完全に無力な立場に置かれていたトラウマ体験を乗り越えようとして，自らが男性を能動的に誘惑し，「状況を主体的にコントロールしている自分」を強迫的に確認しようとする場合もあろう。

トラウマ関連障害の女性のなかには，交際する男性がめまぐるしく変わる者もいる。問題は，相手が変わるたびに交際する男性の質（経済力や責任感，思いやりなど）は，あたかも女性の自尊心の低下を反映するかのように低下していく傾向が見られることである。しかも，そのような相手となる男性はしばしば，一見，親切で面倒見がよいものの，自分への依存度を高めることで，実質的に女性を支配・束縛する，といった共依存的関係を作り上げる。たとえば，車で外出時の送迎という保護を受けている内に，もともと男性恐怖のせいで混雑した公共交通機関に苦手意識を持つトラウマ関連障害の女性は，いつしか公共交通機関を利用できなくなってしまう。そうなると，男性が暴力をふるうようになっても，女性はその男性から逃げだし，自立することが困難となってしまいやすい。

性的逸脱行動との関連でいえば，DID患者のなかには，一部で両性愛的な性行動をとる者もいる。DIDの場合，主人格と反対の性を持つ交代人格が存在するのが通常であり，そのような交代人格が通常の異性愛行動をとれば，それが周囲には「同性愛行動」として映る可能性がある[11]。

Ⅶ　トラウマ関連障害患者に対して治療者が注意すべきポイント

たとえば，これまでパーソナリティ障害と捉えてきた患者を，トラウマという視点から見立て直した場合，もしもこれまでの治療構造が「治療契約」「限界設定」を中心とした枠組みであれば，それを修正し，治療者側の構えも変える必要がある。

以下に，トラウマ関連障害患者に対応する際の注意すべきポイントを列挙する。

1．加害者と重なって認識されないようにする

トラウマ関連障害患者に対しては，治療者が加害者と重なって認識されないように注意する必要がある。とりわけ，権威的かつ管理的な態度，物事の判断を頭ごなしに決めつける態度は禁物である。また，「患者を何とか助けたい」という熱意が過剰な場合も，「過保護や過干渉による支配」という点

で加害者と類似の性質を帯びてしまうので，注意が必要である。

2．積極的に支持・承認をする

　トラウマ関連障害患者の多くが，幼少期より「自分はいらない子ども，余計な存在」という自己認識を持っており，それが成人後の援助希求性の乏しさに影響を与えている。彼らは，「自分が相手に迷惑をかけているのではないか」，「嫌がられているのではないか」と猜疑的であり，治療者とのささいな言葉の行き違いから，「自分がダメ人間である」ことの証拠を無理に引き出し，「どうせ私なんか……」という自己中心的な被害者意識の殻に閉じこもる。したがって，むしろ意識して，援助希求行動や来談を積極的に支持するくらいの態度が必要となる。

3．「綱引き」をしない

　トラウマ関連障害患者は，無力さの裏返しとして，状況をコントロールすることに固執する者が少なくない。それだけに，ささいなやりとりの行き違いから，治療関係が支配／被支配の関係に陥ったり，治療の主導権をめぐって「綱引き」状態に陥ってしまいやすい。この状態では，治療者が加害者と重なって見えている可能性が高く，それが，攻撃的な交代人格の出現を誘発してしまうこともある。「綱引き」状態になっていると気づいたら率直に謝るなど，意固地にならない柔軟さが必要である。

4．「悪い知らせ（bad news）」を話せる関係を作る

　トラウマ関連障害患者は，治療関係に容易に過剰適応して，治療者が喜びそうな「よい知らせ（good news）」ばかりを語り，自分の本音や不満を語れなくなってしまいやすい。彼らの多くが，適応的な方法で自分の「怒り」を伝えることができない一方で，あるときため込んだ感情が一気に爆発すると，暴力や自傷につながってしまう傾向がある。したがって，援助者の方から，「たまには bad news も聞かせてほしいですね」と話を向ける工夫が必要かもしれない。

5．問題行動は頭ごなしに叱責・禁止しない

　トラウマ関連障害患者の食行動異常や物質乱用，自傷行為や過量服薬，あるいは解離症状は，「居心地の悪い」状況を「生き延びる」うえで，少なくとも一時的には役立っている。いいかえれば，そのような問題行動の多くは，「自分では説明できない，コントロールもできない痛み」から気をそらし，意識を突発的な自殺衝動から守るための，「自分で説明でき，コントロールできる痛み」として機能している。つまり，患者にしてみれば，生き延びるための努力なのである（もちろん，そうした問題行動は，長期的には死をたぐり寄せることになるのはいうまでもない）。

　したがって，問題行動を頭ごなしに叱責・禁止すべきではない。行動の善悪に関する価値判断をいったん保留し，問題行動の背景要因を協働的に分析する必要がある。

6．患者の「嘘」に目くじらを立てない

　トラウマを抱えた患者は「嘘」や「秘密」が少なくない。しかし，治療者はこれを不誠実さによるものと捉えるべきではないであろう。上岡と大嶋[6]が指摘しているように，むしろこれらは「自分を守る技術」である。

　無意識的に「つらいことをなかったことにする」のが解離，あるいは，自傷や物質による意識変容であるとすれば，これを意識的に行うのが「嘘」である。それは無意識的なものよりもはるかに健全な行動である。問題行動や解離を手放す過程では，「嘘」が必要となる時期があると理解すべきである。

7．交代人格の存在を意識した態度で向き合う

　トラウマ関連障害患者の場合，絶えず交代人格が存在する可能性を念頭に置いて診療にあたる必要がある。その際，治療者が理解しておくべきことは，次の4点である。第一に，存在理由のない交代人格は存在せず，すべての交代人格は，耐えがたい強烈な苦痛による自殺を回避するために出現したと心得る。第二に，無理に交代人格を呼び出そうとしたり，人格統合や外傷記憶の除反応を行おうとしない。第三に，治療者はつねに，診療場面に登場しない他の交代人格が聞いている——実際に聞いている場合が少なくない——可

能性を念頭に置き，決して特定の人格を依怙贔屓や非難することなく，公平に接する。そして最後に，患者の前では，交代人格のことを「人格」とは呼ばずに「部分」とか「存在」という表現で呼ぶように努め，「全体としてのあなたは一つ」というメッセージを送るとともに，行動に関する責任の所在を明確にする。

おわりに

本章では，地域における援助困難事例を提示し，その症状や問題行動をトラウマという視点から捉え直すことができる可能性を示すとともに，トラウマ関連障害患者とのかかわりにおいて注意すべきポイントを整理した。

読んでいただければわかるように，本章で示した注意すべきポイントの項目は，必ずしもトラウマ関連障害に特化したものではなく，一般のBPD患者にも十分に適用できるものである。むしろ筆者は，本章で列挙したポイントは，かつて市橋がBPD患者の操作的行動に対応するための方法論として提唱した，「ボーダーライン・シフト」[5]を補い，さらに，患者に対する信頼感や肯定的なニュアンスを強調した内容になっているとさえ考えている。

治療者のなかには「あまりトラウマという視点から患者を捉えると，治療上有害なのではないか」という懸念を抱く者もいる。しかし，これはあくまでもひとつの作業仮説である。司法的な場面ならばともかく，少なくとも臨床の場においては，そのような懸念は杞憂である，と筆者は考えている。

文　献

1) Gabbard, G.O.: Psychodynamic Psychiatry in Clinical Practice. American Psychiatric Press, Washington, D.C./London, 1990.
2) Gabbard, G.O.: Psychodynamic Psychiatry in Clinical Practice. The DSIM-IV-edition. American Psychiatric Press, Washington, D.C./London, 1994.（権成鉉，大野裕，舘哲朗監訳：精神力動的精神医学①②③，岩崎学術出版社，1997-1998.）
3) Herman, J. L.: Trauma and Recovery. Basic Books, New York, 1990.（中井久夫訳：心的外傷とその回復．みすず書房，1999.）
4) Horevitz, R.P. and Braun, B.G.: Are multiple personalities borderline? An analysis of 33 cases. Psychiatr Clin North Am, 7; 69-87, 1984.

5) 市橋秀夫：境界性人格障害の治療技法．精神科治療学，13（増刊号）；105-110，1998．
6) 上岡陽江，大嶋栄子：その後の不自由—「嵐」のあとを生きる人たち．医学書院，2009．
7) Kernberg, O.F.: Borderline Conditions and Pathological Narcissism. Jason Aronson, Lanham, 1975.
8) Lacey, J.H. & Evans, C.D.: The impulsivist: a multi-impulsive personality disorder. Br J Addict, 81；641-649, 1986.
9) Loewenstein, R.J. & Putnam, F.W.: The clinical phenomenology of males with MPD: A report of 21 cases. Dissociation, 3；135-143, 1990.
10) 岡野憲一郎：解離性障害：多重人格の理解と治療．岩崎学術出版社，2007．
11) Putnam, F.W.: Diagnosis and Treatment of Multiple Personality Disorder. Guilford Press, New York, 1989.（安克昌，中井久夫訳：多重人格性障害—その診断と治療．岩崎学術出版社，2000．）
12) Ross, C.A.: Dissociative Identity Disorder: Diagnosis, clinical features, treatment of multiple personality., 2nd ed. John Wiley & Sons Inc., New York, 1996.
13) Van der Hart, O., Nijenhuis, E. and Steele, K.: The Haunted Self: Structural dissociation and the treatment of chronic traumatization. W.W. Norton & Company, Inc., New York/London, 2006.

第 15 章

「ダメ，ゼッタイ。」ではダメ
——平成 21 年度内閣府インターネット調査から見えてきた，
薬物乱用防止教育のあり方——

はじめに——薬物乱用が若者にもたらすもの

　薬物乱用は，若者たちの人生にさまざまな有害な影響をおよぼす（Gilvarry, 2000）。薬物乱用は，まずもって学業成績の不振や学校中退を引き起こし，早すぎる就労を促し，結果的に 10 代にして失業者となることを体験させることとなる。なかには，薬物酩酊状態での無謀な運転や暴力行動のため，繰り返し司法的対応を受けるようになる者もいる。そうした生活のなかで反社会的な集団との接触が増える一方で，家族との絆が弛み，保守的な地域社会との交流も失われたりもするであろう。女性の場合には，薬物乱用が逸脱的で危険な性行動を促し，望まない妊娠や早すぎる離婚を招くだけでなく，児童虐待の加害者となる可能性も高まる。

　薬物乱用は自己破壊的行動とも関連している。10 代の薬物乱用者の多くが，飲酒や喫煙はもとより，危険な運転，避妊しない性交渉や援助交際，さらには摂食障害や自傷行為といった問題を抱えている。しかも，そうした状態のなかで薬物乱用を繰り返していけば，社会参加がままならないだけでなく，孤独感やうつ状態が悪化し，自殺のリスクが等比級数的に高まることも指摘されている（Newcomb & Bentler, 1989）。

　このように，薬物乱用が若者に与える影響は広範かつ深刻である。その意味では，薬物乱用防止は，社会安全の維持だけでなく，若者の自殺予防の観点からもきわめて重要なメンタルヘルス問題といえる。

　本章では，青年期における薬物乱用の危険因子を整理したうえで，筆者が関わった平成 21 年度内閣府インターネット調査の結果にもとづいて，求め

表1　思春期における物質乱用・依存のリスク要因
（文献5：Dadd & McAloon, 2002 より引用）

社会的要因	法律と規範	安価な薬物入手費用 最小飲酒年齢の低さ 販売規制の欠如
	入手しやすさ	薬物を入手のしやすい社会環境
	経済的状況	貧困
	居住地域の状況	人口密度の高さ 転居・転入者の多さ 自然破壊の進行 住民同士の交流の乏しさ
個人的要因	生理学的要因	嗜癖行動に対する遺伝的要因
	心理学的要因	精神医学的障害の存在（気分障害，不安障害，外傷後ストレス障害，新奇希求性の高さ，損害回避性の低さ）
	家族の物質使用	親もしくは同胞のアルコール問題 親の規制薬物使用 家族内における薬物問題の存在 物質使用をする年長の同胞の存在 父親の物質使用と感情不安定性 薬物使用に寛容な親の態度
	親の養育態度	一貫しない養育態度 両親の教育水準の低さ 子どもに対する熱意・期待の乏しさ 親の非指示的・寛容な態度 親子間の否定的なコミュニケーション・パターン 行動を禁止・制限するにあたっての基準が一貫せず不明瞭 現実離れした親の期待 父親に対する敵意
	家族内の状況	両親の結婚生活の破綻 家族内の葛藤の高さ 親子関係における親密性の乏しさ 母性的なかかわりの乏しさ 家族同士の結びつきの乏しさ 家族とのかかわりの乏しさ，家族への愛着の乏しさ
	学業	知的能力の低さ 学業や他の学校活動での成果の低さ 不登校 学校における失敗体験 怠学
	友人関係	友人からの「仲間はずれ」にされる体験 幼少期から友人とのけんかを頻発する 友人による逸脱行動に対する抑止の乏しさ 友人の物質使用
	物質使用の開始	飲酒・喫煙などの物質使用の早期開始

られる薬物乱用防止教育のあり方について私見を述べさせていただきたい。

I　薬物乱用の危険因子と保護的因子

　まずは，何が若者の薬物乱用を促し，何がそれを抑止しうるのかについて，海外の先行研究にもとづいて紹介しておきたい。

1．薬物乱用の危険因子
　表1は，これまでの研究で同定されている，思春期における薬物乱用に関する危険因子を示したものである（Dadd & McAloon, 2002）。表からも明らかなように，危険因子は，社会的要因から個人的要因まで，実に多岐にわたっている。

　以下に，主な危険因子について説明を補足する。

　1）社会的要因：薬物の入手しやすさや，販売・使用に関する規制の有無が関係している。また，経済的な貧困，他の地域からの転入者が多く，過密な居住環境にあること，そして，住民同士の絆に乏しい地域社会も，若者を薬物へと向わせる要因となりうる。
　2）個人的要因
　　a．心理的・精神医学的因子：青年期において薬物乱用を呈する者には，幼児期から「育てにくい気質」（Thomas & Chess, 1984）を持つ者が少なくない，という報告がある。クロニンジャーら（Cloninger et al., 1988）によれば，幼少期における「新奇希求性の高さ」ならびに「損害回避性の低さ」といった行動特性が，成人期における薬物乱用を予測するという。注意欠如・多動性障害（attention-deficit hyperactive disorder；ADHD）もまた，将来における薬物乱用を予測するという指摘があるが（Cloninger et al., 1988），その関連は素行障害を介した間接的なものと考えられている（Lynskey & Fergusson, 1995）。また，青年期における薬物乱用は，それに先行する何らかの精神医学的障害の

存在を示唆する場合もある（Clark et al., 1997）。このことは，若い薬物乱用者における高い精神医学的障害併存率にも反映されており，たとえばエサウら（Essau et al., 1998）は，薬物乱用者の47.2％に他の精神障害の併存が認められ，なかでも気分障害の併存が最も多いと報告している。

b．家族の物質使用に関連する因子：親や年長の同胞によるアルコール・薬物使用は，若者の薬物乱用の罹患のリスクを高める（Dadd & McAloon, 2002）。

c．養育状況に関連する因子：一貫しない親の養育態度は薬物乱用のリスクを高める。特に虐待被害や家庭内における暴力場面の目撃はきわめて重要な危険因子である。具体的には，身体的虐待は薬物乱用のリスクを2.4～5.2倍，性的虐待は2.2～3.4倍，暴力場面の曝露・目撃体験は2.8～4.8倍高め，両親の離婚，および，ひとり親家庭――男子の場合では，特に実父や継父の不在――も薬物乱用を促進するという（Harrison et al., 1993）。

d．学校生活に関連する要因：知的能力の低さ，学業や課外活動での達成感の乏しさ，学校での失敗体験，不登校といったものが危険因子として同定されている（Dadd & McAloon, 2002）。

e．友人に関連する要因：友人から仲間外れにされたり，いじめられたりする体験は，薬物乱用のリスクを高める（Clark et al., 1997）。また，友人の薬物使用はきわめて重要な危険因子であり，薬物乱用に至る最終的な共通経路としての役割を果たす（Dadd & McAloon, 2002）。

f．物質使用による促進：タバコやアルコールを含むあらゆる物質の使用は，薬物乱用のリスクを高める。これは，物質使用がさまざまな薬物乱用の危険因子への曝露される機会を増やすことによるものであり，ある依存性物質の使用が別の依存性物質の使用を促す，という悪循環を呈しやすい（Dadd & McAloon, 2002）。

２．薬物乱用の保護的因子

現実には，上述した危険因子を持っている者すべてが必ずしも薬物乱用に

至っているわけではない。これは，薬物乱用への発展を抑止する何らかの要因——すなわち，保護的因子——が機能していることによる。

ジェソーら（Jessor et al., 1995）は，薬物乱用に対する保護的因子として，以下を挙げている。

①知的能力が高いこと。
②凝集力のある家族が存在すること。
③地域の行事に定期的に参加していること。
④学校課内・課外活動に参加していること。
⑤逸脱的行動に対する不寛容な態度・価値観を持っていること。
⑥地域にアクセスのよい相談資源，支援資源があること。

薬物乱用防止教育を実施するにあたっては，若者たちのなかには，危険因子を持っている者，あるいは，保護的因子を欠いている者が確実に一定の割合で存在することを忘れてはならない。

II 若者たちの自尊心と薬物乱用に対する認識

1. 若者の1割が薬物乱用ハイリスク群!?

薬物依存の専門医として，筆者は，これまで数多くの中学生・高校生を対象とした薬物乱用防止講演を行ってきた。そして，講演終了後には必ず飲酒・喫煙や自傷行為の経験に関する無記名のアンケート調査を行うようにしてきた。

アンケート調査結果はいつも同じであった。生徒の約1割にリストカットなどの自傷経験があり，その1割の生徒は早くから飲酒や喫煙を経験し，身近に薬物とアクセスしやすい交友関係も持っていたのである（Matsumoto & Imamura, 2008）。これだけでも，この1割の生徒たちが薬物乱用のハイリスク群であることがわかるであろう。

調査からは他にもさまざまなことがわかった。たとえば，このような自傷経験のある1割の生徒は，「親が信用できない」「教師が信用できない」「友人が信用できない」と考えている者の割合が多く（Katsumata et al., 2009），おそらくは悩み事を抱えても周囲に相談できる人がいない状況が推測された。

また，彼らは自尊心尺度の得点が有意に低く（Izutsu et al., 2006），特に女子の場合には，自分の容姿や体型に対する不満から，極端なダイエットをしたり，そのリバウンドで過食をしたりするといった，摂食障害的な傾向を持つ者も多かった（山口と松本，2005）。

　何よりも衝撃的であったのは，筆者の「ダメ，ゼッタイ」的な薬物乱用防止講演に対する生徒たちの感想であった。自傷経験のない9割の生徒たちは，私の講演に対して，「薬物は怖いと思った」「何があっても生涯絶対に手を出さないと決心した」「もしも友人が薬物に手を出したなら，何があってもやめさせたい」という，理想的かつ模範的な感想を抱いたようであったが，自傷経験のある1割の生徒たちの感想は，これとはまったく違ったのである。いわく，「人に迷惑をかけなければ，薬物で自分がどうなろうとその人の勝手だと思う」。この言葉は，かつて筆者が若い薬物依存症患者から何度となく聞かされたのとまったく同じ言葉であり，この奇妙な符合に筆者は寒気を感じたのを覚えている。

　要するに，筆者の薬物乱用防止講演を届けるべき相手は，この1割のハイリスク群であったはずなのに，生徒たちの感想を見るかぎり，それは見事に失敗したわけである。いささか極端ないい方をすれば，自傷経験のない9割の生徒の多くは，薬物乱用防止講演など聴かなくとも，そもそも薬物には縁のない生活を送り続けるのではないか。そして，1割のハイリスク群の生徒は，そのような講演を聴いても結局は薬物に手を出すときには手を出すのではないか。そんな気さえした。

　このことを裏づける事実にも，直面した経験がある。筆者はここ数年，継続して少年鑑別所の嘱託医としての仕事もしているが，そこに入所してくる薬物乱用少年の多くが，学校で薬物乱用防止講演を受けたと話してくれるのである。もしかすると，この1割の生徒たちは，薬物にさまざまな弊害があることを知っていても，いや，知っているからこそ一種の自傷行為として薬物に手を出す可能性があるとはいえないだろうか？

　ここ数年間，筆者はずっとそんな思いを抱えていたわけである。

2．調査結果からわかったこと

　企画段階から関わらせていただいた内閣府のインターネット調査では，私は，10代・20代の調査参加者に対してのみ回答してもらう質問項目として自尊心尺度（Rosenberg, 1965；山本ら，1982）を追加することを提案した。

　この尺度は，「自分自身のことをどれくらい価値ある存在と捉え，大切に考えることができるのか」を反映する変数である。もちろん，この尺度を加えた意図は，調査の企画分析委員の一人として，この数年来，気になっていた，「1割のハイリスク群」の存在について検証したいという思いから発している。

　結論からいうと，内閣府のアンケート調査によって，筆者が抱いていた嫌な予感は見事に的中したといってよいだろう。その調査に協力した10代・20代の若者のほぼ1割（10.3％）が，薬物乱用に対して，「1回くらいであれば体に害はなさそうなので，いいのではないか」もしくは「他人に迷惑をかけなければ個人の自由である」という肯定的・容認的な認識を持っており，しかもその若者たちは，「どのような薬物であろうと，どのような理由であろうと絶対にいけない」と回答した89.7％の者に比べ，有意に自尊心尺度の得点が低かったからである。この結果は，自尊心の低さが薬物乱用に対する肯定的・容認的な認識と関連していることを示している。

　また，10代・20代の若者の6.7％が，「薬物を使ってみたいと思ったことがあるか」という質問に対して「ある」と回答していたが，その回答をした若者もまた，「ない」と回答した者よりも自尊心尺度の得点が低かった。さらに，薬物乱用防止教育に「影響を受けていない」と回答した若者もまた，「影響を受けている」と回答した者よりも，自尊心尺度の得点が低かった。

　これら一連の結果は，自尊心の低い若者に対しては，従来実施されてきた薬物乱用防止教育が必ずしも有効とはいえない可能性を示唆している。もちろん，インターネット調査という手法による対象の偏りは無視できず，得られた結果をただちに一般化するのには一定の慎重さが求められるのはいうまでもない。とはいえ，筆者が行ってきた，生徒対象のアンケート調査と類似した結果が得られたことは無視できない。手法の異なる二つの調査から同じ結論が得られた場合，その結論は相当に妥当なものとして受け取らなければ

ならないはずである。

　内閣府のインターネット調査から明らかになったことを要約すると，以下のようになる。若者の1割程度に薬物乱用に対して肯定的・容認的な認識を持つ者が存在し，その1割の若者は自尊心が低いという特徴を有しているだけでなく，従来の薬物乱用防止教育の効果が十分とはいえない可能性がある。さらに端的にいえば，こうなろう。すなわち，「『ダメ，ゼッタイ。』だけではダメ」。

Ⅲ　これからの薬物乱用防止教育のあり方について

　このインターネット調査から，通常の薬物乱用防止教育が効果的でない薬物乱用ハイリスク者がいることがわかった。それでは，そのハイリスクの1割に対してどのような教育をすればよいのであろうか？

　しばしば提案される意見は，「個別的に指導をすればよい」というものである。しかし，これはあまりに現実検討を欠いた意見である。たとえば全校生徒300名の学校の場合には，30名の生徒が「個別指導」の対象となるわけだが，これだけの数の生徒に対して，一体誰が何をどう教育するのかを想像すれば，その意見がいかに非現実的なものかが理解できるであろう。

　筆者は，個別的対応などではなく，むしろ生徒全体に対する薬物乱用防止教育のスタンスを少し改良する方がはるかによいと考えている。そもそも，薬物乱用に肯定的・容認的な認識があるからといって，本人からの要請もないのに唐突に個別的指導などするべきではないし，10人に1人という頻度は，特異的かつ例外的事例として「病気扱い」することが許されない水準に達している。やはり，地域や学校といった生活の場のなかで，全体の問題として捉える必要があろう。

1. 学校における薬物乱用防止教育のポイント

　それでは，薬物乱用防止教育をどのように改良したらよいのであろうか？具体的な案はないが，近年，筆者自身が生徒対象の薬物乱用防止教育をする際に注意している，以下の六つのポイントは参考になるかもしれない。

1) 身体への害を不必要に誇張しない：薬物乱用によって「骨や内臓がボロボロになる」といった，戯画的な身体障害を呈する薬物乱用者に出会うことは，精神科臨床でもかなりまれである。実際，若者たちの周囲にいる，少しだけ年長の薬物乱用者は身体的には健康に見えることが多く，あまりに誇張された健康被害は教育内容全体の信憑性を失わせる危険がある。

　2) 依存の害を強調する：薬物乱用がもたらす最も深刻な障害は脳に対するものであり，それは幻覚や妄想として現れる。しかし，だからといって，幻覚や妄想といった精神病症状ばかりを強調するのはいただけない。というのも，若者たちの周囲にいる薬物経験者の多くは，そのような症状を呈していない。「大人がまた嘘を言っている」と見なされ，話の信憑性が失われ，逆効果となりかねない。むしろ，薬物によって思考や感情が支配され，大切な約束を反故にし，時間にルーズになり，隠し事と嘘にまみれた生活になっていく，「依存」という現象の恐ろしさを伝える必要がある。しかも，この現象は，「怖いと脅されていたけど，やってみたらたいしたことなかった」という，いわば「拍子抜けの初体験」から始まっていることを伝えたい。この「拍子抜けの初体験」を境に，若者は見たいものしか見えなくなり，聞きたい情報しか聞こえなくなる。こうなると，薬物カルチャーへの傾倒が加速するのは時間の問題となってしまうであろう。

　3) 法規制の有無に関係なく，あらゆる薬物に対して警鐘を鳴らす：最近の薬物乱用の傾向は，かつて見られた「シンナーひとすじ」のようなパターンの乱用者は減少し，大麻やMDMA，あるいは危険ドラッグなどの多剤乱用が主流となっている。なかでも深刻な問題となりつつあるのは，医師が処方した向精神薬や薬局で購入できる市販薬の乱用である。たとえ治療薬であったとしても，指示外・適用外の使用は「薬物乱用」であることを伝える必要がある。

　4) あらゆる『故意に自分を害する行動』を取り上げる：薬物乱用は，飲酒・喫煙や自傷行為はもとより，極端なダイエットや不規則で偏った食生活，危険な性行動といった行動と密接に関連している（松本，2009）。

　5) 回復者の活動について取り上げる：薬物問題に関する全国中学生意識実態調査（和田ら，2008）によれば，少なくとも中学生の0.4％はすでに薬

物の経験があるという。だとすれば，薬物乱用防止教育に出席する生徒のなかにも，ごく少数とはいえ，すでに薬物経験を持つ者が含まれている可能性が高い。そのような若者に対して講演のなかでそれとなく支援資源に関する情報を伝えることは重要である。また，「覚せい剤やめますか？ それとも，人間やめますか？」といった啓発が，各地域で民間薬物依存回復施設ダルク（Drug Addiction Rehabilitation Center；DARC）を新たに立ち上げようとするたびに生じる，地元住民の反対運動を下支えしているように思えてならない。薬物乱用予防と再乱用防止とは両立せず，伝えるべき内容には相互で矛盾する点があるのは理解できるが，薬物乱用防止教育が薬物依存者の回復を妨げるようなことはあってはならない。

　6）子どもたちの援助希求行動を肯定・支持する：忍耐強いことは美徳ではなく，つらいときには信頼できる大人に相談できることこそが望ましいと伝える必要がある。事実，若者の薬物乱用を予測する最も重要な危険因子は，「親に悩みを相談できないこと」であると指摘する報告もある（鈴木ら，1999）。したがって，薬物乱用防止教育においては，もしも友人が悩んでいたり，自分を傷つけたりしているのを見つけたら，決して無視せずに近づいて声をかけ，悩みに耳を傾けたうえで，信頼できる大人につなげる，といったことが推奨されるべきである。子どもたちにとって最もアクセスしやすい支援資源は友人であり，薬物乱用よりもさらに「上流の水域」でリスクの高い子どもを援助につなげる方策が必要である。ただし，こうした方策が功を奏するためには，大人たちが，子どもが安心して心の痛みをさらけ出せる環境を整えている必要があるのはいうまでもない。

2．学校教育を離れた若者に対する薬物乱用防止教育について

　筆者は，薬物乱用防止講演に出席する生徒の1割に薬物乱用のハイリスク者がいると述べてきたが，実は最もリスクの高い若者は，薬物乱用防止講演にさえ参加していない可能性があることを忘れてはならない。そのような若者は不登校を呈して長期にわたって学校を欠席しているかもしれないし，すでに高校を中退しているかもしれない。

　筆者の臨床実感にもとづいていえば，薬物乱用のリスクの高い若者の多く

が，高校1年の半ばで学校を中退してしまっている。そのような若者の場合，しばしば家族は崩壊に近い状況にあり，本来，家庭が持つべき保護機能が脆弱化している。それでも，学校に在籍していれば，教員からの支援を受けることができるわけだが，学校を離れてしまうと，もはや本人の支援者はいなくなってしまう。彼らが自らの足で地域の保健所に相談に赴くなどといったことは，到底，想像できないことである。

このように，学校教育からの離脱した，有職・無職の若者に対する薬物乱用防止教育のあり方は，今後，わが国の大きな課題である。高校中退者の多くが不安定な就労状況にあると推測されることから，職域での教育では十分な啓発効果は期待できないであろう。それよりは，自動車運転免許の更新講習や違反者講習，あるいは，「ヤングジョブカフェ」のような，無職の若者に対する就労支援機関でパンフレットの配付をしたり，個別の相談対応をしたりする方が有効かもしれない。

何よりも，学校教育から離脱したときに備えて，学校教育のなかで保健所や精神保健福祉センター，福祉事務所，ハローワークといった地域の支援資源に関する情報を繰り返し提供しておくことが必要である。こうした地域の支援資源を十分に知っていることこそが，若者たちにとって最大のライフスキルであることを強調しておきたい。

おわりに

若い薬物乱用者を支援する際には，いかにして彼らを薬物仲間から切り離すかが重要な課題の一つとなるが，彼らは不必要に友情に義理堅い面があって，これがなかなかうまくいかない。とはいえ，彼らのこうした義理堅さにも同情すべき点がある。というのも，その仲間は単に薬物を一緒に使っていただけの関係ではなく，しばしば，家庭や学校で「居場所がない」と感じていた者に，はじめて「自分はここに居てもよいのだ」「自分が必要とされている」という感覚を与えてくれた存在であるからである。

それから，「なぜ薬物を使うのか？」という質問に対して，「ヒマだったから」と答える薬物乱用者は少なくないが，この「ヒマ」という言葉を字義通

りに鵜呑みにしないというのも，援助者の鉄則の一つである．この曖昧な表現が意味するのは，決して「時間を持てあましている」といったことではなく，「淋しさ」や「誰からも必要とされていない感覚」なのである．さらにいえば，そのような感覚を抱く若い薬物乱用者の多くが，幼少時から「いなくなってしまいたい」「消えてしまいたい」という思いを抱いてきた過去がある．

　従来の薬物乱用防止教育は，ややもすると，薬物とは縁のない人生を歩んできた「優等生」の視点から作られてきた，一種の道徳教育の側面が色濃かったように思われる．しかし，今回のインターネット調査の結果から筆者が読み取ったのは，「そのやり方だけでは不十分」というメッセージであった．その意味では，今後，求められる薬物乱用防止教育とは，家族や地域，学校から落伍しそうな「劣等生」の視点を盛り込んだ，10人に1人のハイリスクな若者でも共感できる内容を備えている必要がある．

文　献

1) Dadd, M.R. & McAloon, J.(2002) Chapter 6 Prevention. In C.A. Essau(eds), Substance Abuse and Dependence. pp.143-184, Brunner-Routledge, East Sussex.
2) Jessor, R, Van Den Bob, J.(1995) Vanderryn, J., et al.：Protective factors in adolescent problem behavior：Moderator effects and developmental change. Developmental Psychopathology, 31：923-933.
3) 松本俊彦(2009) 第1章　自傷行為の現在．松本俊彦(2009) 自傷行為の理解と援助―「故意に自分の健康を害する」若者たち．pp.3-17, 日本評論社．
和田清，嶋根卓也，尾崎米厚，ほか(2008) 薬物乱用に関する全国中学生意識実態調査(2008年)．平成20年度厚生労働科学研究費補助金医薬品・医療機器等レギュラトリーサイエンス総合研究事業「薬物乱用・依存毎の実態把握と『回復』に向けての対応策に関する研究(主任：和田清)」分担研究報告書, pp.15-85, 2009.

あとがき

　本書は，最近数年間あちこちに寄稿した薬物依存症関連の原稿を集めたもので，単著としては10冊目，薬物依存症に関するものとしては4冊目の著書となる。

　実は，本書に収載された原稿と同じ時期には多数の依頼原稿を書いていて，すでにその一部は，『よくわかるSMARPP──あなたにもできる薬物依存症支援』として刊行されている。そちらは，平易かつ初歩的な内容の原稿を中心に一冊にまとめ，私としては，同書が多くの人に薬物依存症支援に関心を持ってもらうきっかけになればという願いを込めたつもりだ。

　しかし，幅広い読者を想定した平易な本を出した後には，独得のフラストレーションが残る。つまらない研究者のエゴであるのは百も承知でいうが，「それだけが私のすべてではない」というモヤモヤした気持ちだ。そこで，前著と同じ時期に書いたさまざまな原稿のなかで，学術雑誌や専門誌に寄稿した原稿を中心に集め，専門職の人たちを読み手として想定した本にまとめることにした。その結果がこちら，つまり，本書だ。

　残念ながら，本書の内容は必ずしも目新しいものばかりではない。すでに私の著書を何冊か読んでくださっている人ならば，「あ，前に読んだあの話ね」と記憶が蘇るであろう章も含まれているはずだ。しかも，ただ重複しているだけではない。既刊の本において結論だけをかみ砕いて平易に語った内容を，本書の原稿では，わざわざ背景にある研究のことから細々と論じていたりする。手っ取り早く知識を吸収したい方にとっては，おそらくどこか迂遠で冗長に感じ，迷惑に思うかもしれない。

　しかし，そこは研究者としてのささやかな矜恃としてお許しいただきたいのだ。これまで私は，薬物依存の専門家として，あちこちで好き勝手に発言してきたが，その際，心がけてきたのは，できるだけ自分で計画し，データを集めて得た知見，つまり「自ら汗をかいて得たもの」に依拠して語るということであった。少なくとも，「海外では……」という，いわゆる「出羽守」的な物言いに終始しないようにしてきた。もちろん，海外の知見にまったく

頼らないで語るのは不可能だし，また別の意味で問題だが，それだけに終始していては研究者とは呼んではいけない。単なる読書家というべきだ。その意味では，本書に集められたやや堅苦しい原稿の数々は，私自身が主張してきたことの「舞台裏の風景」ともいえる。

それにしても不思議なものだ。気づくと早 12 年間，私は研究所に勤務している。その間，薬物依存症の専門外来を立ち上げ，同じ施設の病院部門のスタッフと協働して『SMARPP』という薬物依存症に対する集団療法を実践したりもしてきたが，私の立場は研究職であり，本務として任じられているのは研究だ。実際，業務時間の多くを，競争的な研究資金の獲得に頭を悩ませ，ため息をつきながら報告書を執筆し，若手研究者を鼓舞して論文執筆を促し，講演や調査のために各地を飛び回っている。

これは，駆け出し時代にはまったく予想していなかった生活だ。当時，私が思い描いていた将来像といえば，病院勤務医として臨床に没頭し，プライベートの時間は趣味やレジャーに捧げ，決して締めきりを過ぎた原稿に苦悩したり，編集者からの督促メールを恨めしく思ったりはしない生活であった。当然ながら，研究や博士号取得など無関係と信じ込み，研究所勤務などといった選択肢は絶対にあり得ないものだった。もしも過去の自分が現在の私を知ったら，あまりの変節ぶりに腰を抜かすに違いない。

だが，これだけは断言しておきたい。そのような私の変節も，すべては臨床現場における薬物依存症患者との出会いから始まっているのだ。薬物依存症患者との協働作業はいつもスリルとサプライズに満ちている。そして，グロテスクなまでの人間くさい生き方は，私に自分自身や人間一般に関する多くの学びと示唆を与えてくれる一方で，あらゆるところが謎に満ちている。それが，おそるおそる研究の手習いに手を染めた理由だった。

それにしても，この分野はなかなか私に「わかった」という気持ちを抱かせてくれないことに改めて驚いている。「依存症とはそもそも何か」と問われても，いまもって私はもごもごと曖昧に口を濁すしかできない。かつて最初の著書（『薬物依存の理解と援助』，金剛出版，2005）のまえがきで，私は「薬物依存症臨床は精神医学の暗黒大陸だ」と述べたが，10 年あまりの時を隔てていまも状況はあまり変わっていない気がする。

おそらく本書もまた，私自身の薬物依存の臨床と研究に関する途中経過の報告だ。だが，こうも考えている。真実は「決定版」といわれるような静止画像ではなく，絶えず変化しつづける動画的なプロセスのなかにある，と。いささか弁解めいているが，それはちょうど，依存症からの回復がつねに現在進行形のプロセスで語られるのとよく似ている。だから，「大事なのはその時々に自分が考えたことを発信することだ」——そんな開き直りから，このたび私は本書を出版することを決めた。

　さて，今回もまた金剛出版社長 立石正信氏に大変お世話になった。心からの感謝を捧げたい。彼は，薬物依存症というマイナーな分野を専門とする，私のような精神科医に，何度となく著書刊行という形で社会を啓発する機会を与えてくれている。私たちの社会は，「人間やめますか？　覚せい剤やめますか？」という認識から脱皮し，一段高みの社会を目指さなければならない。それは，人びとが，薬物依存症者は「人間をやめた人」などではなく，「痛みを抱えた人間」であるとことを解している社会だ。その思いにおいて，職業や立場の違いを超えて，私と立石氏は同志である。

　最後になったが，本書が，多くの薬物依存症の援助者に届き，薬物依存症患者が少しでも「精神科医療における招かれざる客」でなくなり，一人でも多くの患者が適切な支援を受けられることに貢献できれば幸いである。

平成28年6月2日
第112回精神神経学会の会場にて

松本俊彦

□初出一覧

第1章 専門家のいらない薬物依存治療
　　　――ワークブックを用いた治療プログラム「SMARPP」――
　　　精神神経学雑誌 117 巻 8 号　2015

第2章 覚せい剤乱用受刑者に対する自習ワークブックとグループワークを用いた薬物再乱用防止プログラムの介入効果
　　　精神神経学雑誌 117 巻 1 号　2015

第3章 アルコール・薬物依存症と摂食障害との併存例をめぐって
　　　精神神経学雑誌 112 巻 8 号　2010

第4章 薬物依存と発達障害
　　　――薬物依存臨床における注意欠陥・多動性障害傾向をもつ成人の特徴――
　　　精神神経学雑誌 115 巻 6 号　2013

第5章 物質使用障害患者における自殺の危険因子とその性差
　　　――年齢，乱用物質の種類，およびうつ病との関連――
　　　精神神経学雑誌 115 巻 7 号　2013

第6章 物質使用障害の診断をめぐって
　　　――なぜ DSM-5 では「乱用」「依存」は消えてしまったのか？――
　　　精神科 26 巻 1 号　2015

第7章 危険ドラッグ乱用患者の臨床的特徴
　　　――全国の精神科医療機関における実態調査から――
　　　医学のあゆみ 254 巻 2 号　2015

第8章 精神科救急における向精神薬関連障害
　　　――危機介入と予防を中心に――
　　　第 20 回精神科救急学会総会　シンポジウム 8　精神科救急 16 巻　2013

第9章 「幻のドラッグ」――フェンサイクリジン（phencyclidine）関連障害の文献的検討
　　　臨床精神薬理 15 巻　2012

第10章 薬物依存症臨床における倫理
　　　――医療スタッフ向け法的行動指針――
　　　精神神経学雑誌 115 巻　2013

第11章 妊娠中における精神作用物質の使用
　　　精神科治療学 28 巻 5 号　2013

第12章 物質使用障害とアディクションの精神病理学
　　　――「自己治療仮説」の観点から――
　　　精神科治療学 28 巻増刊号　2013

第13章 物質依存症当事者の求助行動促進
　　　精神科　24 巻 6 号　2014

第14章 トラウマという視点から見えてくるもの
　　　精神科治療学 29 巻 5 号　2014

第15章 「ダメ，ゼッタイ。」ではダメ
　　　――平成 21 年度内閣府インターネット調査から見えてきた，薬物乱用防止教育のあり方――
　　　内閣府　平成 21 年度「インターネットによる青少年の薬物乱用に関する調査」報告書，2010

[著者略歴]

松本俊彦（まつもと としひこ）

国立研究開発法人 国立精神・神経医療研究センター 精神保健研究所 薬物依存研究部 部長

1993年佐賀医科大学医学部卒業後，国立横浜病院精神科，神奈川県立精神医療センター，横浜市立大学医学部附属病院精神科，国立精神・神経センター精神保健研究所 司法精神医学研究部，同 自殺予防総合対策センターを経て，2015年より現職。

日本アルコール・アディクション学会理事，日本精神科救急学会理事，日本社会精神医学会理事，日本青年期精神療法学会理事，日本司法精神医学会評議員。

主著として，「薬物依存の理解と援助」（金剛出版，2005），「自傷行為の理解と援助」（日本評論社，2009），「アディクションとしての自傷」（星和書店，2011），「薬物依存とアディクション精神医学」（金剛出版，2012），「自傷・自殺する子どもたち」（合同出版，2014），「アルコールとうつ，自殺」（岩波書店，2014），「自分を傷つけずにはいられない」（講談社，2015），「もしも「死にたい」と言われたら──自殺リスクの評価と対応」（中外医学社，2015），「よくわかるSMARPP──あなたにもできる薬物依存者支援」（金剛出版，2016），「薬物・アルコール依存症からの回復支援ワークブック」（共著，金剛出版，2011），「SMARPP24 物質使用障害治療プログラム」（共著，金剛出版，2015）など。

薬物依存臨床の焦点

2016年7月10日 印刷
2016年7月20日 発行

著　者　松本 俊彦
発行者　立石 正信

印　刷　平河工業社
製　本　誠製本

発行所　株式会社 金剛出版
　　　　〒112-0005 東京都文京区水道1-5-16
　　　　電話 03-3815-6661

振　替　00120-6-34848

ISBN 978-4-7724-1496-8 C3047　　　Printed in Japan©2016

好評既刊

SMARPP-24
物質使用障害
治療プログラム

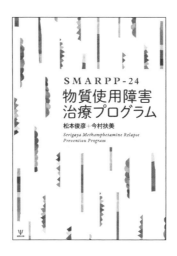

松本俊彦＋今村扶美

●B5判 ●並製 ●192頁 ●本体 2,400円+税

薬物・アルコール依存症克服のための
基本プログラム最新版
〈SMARPP-24〉登場。
危険ドラッグや処方薬を取り上げたセッションも追加！

好評既刊

よくわかる SMARPP
あなたにもできる薬物依存者支援

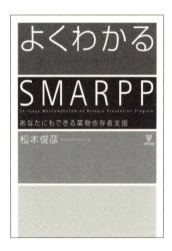

松本俊彦

● A5判　● 並製　● 192頁　● 本体 1,800円+税

マトリックス・モデルを基に
〈SMARPP〉を開発した著者が、
薬物依存治療プログラムとしての
スマープを解説。

好評既刊

薬物依存と
アディクション精神医学

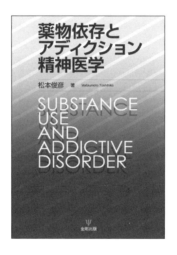

松本俊彦

●A5判 ●上製 ●248頁 ●本体 3,600円+税

罰や暴力では薬物依存からは回復できない。
薬物依存臨床における精神療法や対応のコツ、
治療プログラムなど、
支援のあり方の実際を解説。